Die

Krankheiten Thüringens.

Nosologische Studien

auf Grundlage von Aufzeichnungen

aus den Jahren 1869—1876

von

Mitgliedern des Allgemeinen ärztlichen Vereins von Thüringen

und

unter Benutzung der Zusammenstellungen des Vereinssekretairs

Dr. L. Pfeiffer in Weimar

von

K. H. Lübben Dr.

Grossherzogl. Sächs. Physikus.

Mit 5 Tafeln.

Strassburg

Verlag von Karl J. Trübner

1880.

Vorrede.

Was eine Morbiditätsstatistik alles leisten soll und kann, darüber ist unendlich viel geschrieben, unendlich wenig aber ist von ihrer praktischen Durchführung zu spüren: die Angaben über Häufigkeit oder Seltenheit einer Krankheit stützen sich in keinem Hand- oder Lehrbuche der Pathologie auf die Zahlen des wirklichen Lebens, höchstens auf die irgend eines Krankenhauses, meist figuriren statt positiver Angaben die einfachen Worte häufig oder selten, bei denen sich Jeder jeden beliebigen Maassstab anlegen kann.

Allerdings ein Anlauf, Materialien zu einer Krankenstatistik zu beschaffen, ist nicht so selten schon genommen, aber die Ausdauer der Theilnehmer hat jedesmal nur allzubald aufgehört, man sehe z. B. nur, wie wenige der Contribuenten der im Archiv des Vereins f. gem. Arb. zur Förder. der wschaftl. Heilk. niedergelegten Statistik auch bloss ein Jahr lang ausgehalten haben; auch die vom Medizinalrath Körner im Medizinalbezirke Meissen eingeführte Statistik hat wegen mangelnder Betheiligung nach sechsjähriger Dauer aufhören müssen. Wie weiter unten mitgetheilt wird, hat sich unsere thüringische Statistik auf Anregung des Herrn Geh. Hofrath Gerhardt in Jena (jetzt in Würzburg) aus kleinen Anfängen entwickelt, hat durch die unermüdliche Anregung des Vereinssekretairs Dr. Pfeiffer in Weimar von Jahr zu Jahr an Zahl der Theilnehmer, wie an Grösse des Mitzutheilenden zugenommen und nicht Mangel an Eifer der Kontribuenten war's, wenn mit dem Jahrsschlusse 1876 mit der Beschaffung des Materials aufgehört wurde: nur äussere Gründe veranlassten die Sistirung der bisherigen Arbeit. Aber auch so ist schon ein Material gesammelt, das grösser ist als alle bisherigen. Bei dem epidemiologischen Institut des allgemeinen ärztlichen Vereins von Thüringen sind folgende Berichte eingegangen und gesammelt worden:

1869 von 21 Kollegen über 1900 Einzelfälle von Infectionskrankheiten,
1870 „ 18 „ „ 3860 „ „ „
1871 „ 34 „ „ 4000 „ „ „
1872 „ 60 „ „ 8500 „ „ „
1873 „ 63 „ „ 7113 Infektionskrankheiten und 7587 andere Erkrankungen, Sa. 14700.
1874 und 1875 über . 108453 Erkrankungen überhaupt,
und 1876 über . . . 32283. Ferner lieferte Herr Dr. Fuckel in Schmalkalden eine Zusammenstellung aus den Jahren 1864—1873 mit 16884 Erkrankungen und 732 Todesfällen; Herr Dr. Müller in Mihla für 1860—1869 mit 5518 Erkrankungen und 288 Todesfällen; Herr Dr. Schwabe in Apolda für 1864—1873 mit 20911 Erkrankungen und 971 Todesfällen; Herr Dr. Engelhardt in Auma für 1866—1874 mit 9879 Erkrankungen und 354 Todesfällen. Es erstreckt sich somit das Material über mehr als zweihunderttausend Einzelfälle*) und lässt deshalb schon ziemlich sichere Schlüsse über die Häufigkeit der hauptsächlichsten Krankheiten Thüringens zu. Ob sich anderwärts dieselben Verhältnisse wiederholen, mag dahin stehen; könnten die nachfolgenden Zeilen bewirken, dass auch andere ärztliche Vereine sich in dieser Weise zu gemeinsamer Arbeit zusammenfänden, so ist ihr Zweck erreicht.

Kaltennordheim, März 1880.

K. H. Lübben.

---

*) Wie gross ausserdem noch die Zahl derjenigen Kollegen gewesen, die, nachdem sie einen oder einige Monate die betr. Formulare ausgefüllt hatten, nicht mehr weiter halfen, mag eine Zahl illustriren: für das eine Jahr 1876 liegen mehr als hundert, so gut wie werthloser, weil sich nur auf einzelne Monate, nicht ein ganzes Jahr erstreckender Morbiditätszettel vor.

Die

Krankheiten Thüringens.

Nosologische Studien

auf Grundlage von Aufzeichnungen

der DDr. Röhler und Schwabe in Apolda, Engelhardt in Auma, Ebert in Berka a./I., Kessler in Blankenhain, Münzel in Bürgel, Bender und Worlitzer in Camburg, Moser in Dornburg, Rost und Westhoff in Eisenberg, Wedemann und Witthauer in Eisenach, Mackensen in Elgersburg, Brehme und Schwenkenbecher in Erfurt, Gräf in Frankenhausen, Keil und Weidner in Friedrichroda, Sparmberg in Gera, Witthauer in Gerstungen, Becker, Hess und Madelung in Gotha, Hochberger und Oettler in Greiz, Nicolai in Greussen, Porsche in Grossrudestedt, Roth in Gössnitz, Knopf in Hildburghausen, Schmalz in Hirschberg a./S., Landkrankenhaus, Poliklinik, Seidel in Jena, Preller in Ilmenau, Vetter in Jützerbach, Griesshammer in Kapellendorf, Culmbacher in Königsberg i./Franken, Grahner in Könitz, Sturm in Köstritz, Baumbach und Seyferth in Langensalza, Henkel in Lichte, Höcker in Magdala, Krell in Meiningen, Schmidt in Molschleben, Gross in Mühlhausen, Koch in Neumark, Münzel in Neustadt a./Orla, Claus in Niederorschel, Hasse in Nordhausen, Moser in Oberweissbach, Müller und Thomas in Ohrdruff, Mäder und Wagner in Roda, Beyer in Ronneburg, Hessberg in Schleusingen, Fuckel in Schmalkalden, Krügelstein in Schmiedefeld, Frommelt in Schmölln, Wasmann in Seligenthal, Heubel in Stadtilm, Lehnebach in Steinbach, Richter in Tennstedt, Keyssner in Themar, Kuntzmann in Tiefenort, Keil in Tonna, Rossbach in Untersiemau, Starke in Vieselbach, Kästner und Köllein in Waltershausen, Hoffmann in Weida, Pfeiffer und Schwabe in Weimar, Schade in Weissensee, Kästner in Zella,*)

Mitgliedern des Allgemeinen ärztlichen Vereins von Thüringen,
und unter Benutzung der Zusammenstellungen des Vereinssekretairs
Dr. L. Pfeiffer in Weimar

aus den Jahren 1869—1876,

von

K. H. Lübben Dr.

Grossherzogl. Sächs. Physikus.

Mit 5 Tafeln.

Ausser den in der Ueberschrift genannten Morbiditätsaufzeichnungen liegt über die Krankenstatistik einzelner Gegenden Thüringens noch folgendes, mehr oder minder vollständiges Material vor:

1) Horn. Zur Charakterisirung der Stadt Erfurt. Ein medizinisch-statistischer Beitrag. Erfurt 1843.
2) Danz und Fuchs. Physisch-medizinische Topographie des Kreises Schmalkalden. Marburg 1848.
3) Schreiber. Physisch-medizinische Topographie des Physikatsbezirkes Eschwege. Marburg 1849.
4) Wolff. Die Gesundheitsverhältnisse der Stadt Erfurt während der Jahre 1849—1868. Erfurt 1871.
5) Nicolai. Erfahrungen und Notizen über Milzbranderkrankungen bei Mensch und Thier. Darmstadt und Leipzig 1872.
6) Statistische Notizen aus 10 Jahren Landpraxis (Dr. Müller-Molschleben-Mihla). Corresp.-Blatt Jahrg. 1873 p. 258—263.
7) Fuckel. Zur Kranken- und Mortalitätsstatistik von Schmalkalden und dessen nächster Umgebung. Corresp.-Blatt 1874 p. 81—89.
8) Schwabe. Zur Kranken- und Mortalitätsstatistik von Apolda und nächster Umgebung. Corresp.-Blatt 1875 p. 66—74.
9) Engelhardt. Beitrag zur Morbilitäts- und Mortalitätsstatistik (Neustadt a./Orla und Auma). Corresp.-Blatt 1875 p. 193—208.

Zusammenstellungen des von den Mitgliedern des allgemeinen ärztlichen Vereins von Thüringen gelieferten Materials finden sich bereits in:

Pfeiffer. Epidemiologischer Jahresbericht des allgemeinen ärztlichen Vereins von Thüringen für das Jahr 1869. Zeitschr. f. Epidemiologie und öffentliche Gesundheitspflege 1870.
Pfeiffer. Beiträge zur medizinischen Topographie, zur Morbilitäts- und Mortalitätsstatistik. Hildebrand's Jahrbücher für Nationalökonomie und Statistik. Bd. XX.
Pfeiffer. Die Morbilitätsstatistik des allgemeinen ärztlichen Vereins von Thüringen in den Jahren 1869—73. Zeitschr. f. Epidemiologie. Bd. I. Heft 4.

Zum Vergleiche mit den aus den Zahlen Thüringens gewonnenen Verhältnissen wurden häufiger benutzt:

Fuchs medizinische Geographie. Berlin 1853.
Archiv des Vereins für gemeinschaftliche Arbeiten zur Förderung der wissenschaftlichen Heilkunde enthält im 4. und 5. Bande die Praxisergebnisse dreier an der norddeutschen Küste praktizirender Aerzte (Dr. Toel-Knyphausen, Dr. Schauenburg-Rodenkirchen, Dr. Rumpf-Berne) während der Jahre 1856 und 1857 mit zusammen 9386 Krankheitsfällen.
Hirsch historisch-geographische Pathologie. 2 Bände. Erlangen 1860—64.
Haller. Die Volkskrankheiten in ihrer Abhängigkeit von den Witterungsverhältnissen in Abhandlungen der Kaiserlichen Akademie. Bd. XVIII. Wien 1860.
Jahresberichte des Landesmedizinalkollegiums über das Medizinalwesen im Königreich Sachsen enthalten vom Jahrgang 1867—1872 die Morbiditätsstatistik des Medizinalbezirks Meissen mit zusammen 58466 Krankheitsfällen.
Lombard les climats de montagnes. Troisième édition. Génève 1873.
Oesterlen Handbuch der medizinischen Statistik. 2. Ausgabe 1874.
Lombard traité de climatologie médicale. T. I.—III. Paris 1877—79.
Ergebnisse der Morbiditätsstatistik in den Heilanstalten des deutschen Reichs für das Jahr 1877. Extrabeilage zu den Veröffentlichungen des Kaiserlichen Gesundheitsamtes. 1879.

„Die Frage über die relative Häufigkeit gewisser Krankheiten kann nur in grossen Spitälern gelöst werden“, so schreibt am Anfang seiner Arbeit Haller, aber schon p. 6 kommt die ganz damit im Widerspruch stehende Angabe, dass „Kinder unter vier Jahren in der Regel in das Wiener allgemeine Krankenhaus nicht aufgenommen wurden“ — so wird doch das ganze Zahlenverhältniss schief: Kinder unter vier Jahren machen ja fast den 10. Theil der Gesammtbevölkerung aus und sind sie etwa weniger krank als die Angehörigen der andern Altersklassen? Nur der mitten in der Praxis befindliche Arzt allein ist der, der alle Altersklassen ohne Unterschied in ihren Leiden und Krankheiten zu Gesicht bekommt, zu ihm allein kommen auch manche solcher Leiden, die kaum je Aufnahme in ein Spital finden, weil sie, an und für sich unbedeutend, nicht die Arbeitsfähigkeit hindern; zu ihm allein kommen auch jene Gruppen der Bevölkerung, die, wenn erkrankt, nie die Aufnahme in ein Spital nachsuchen, wie die grosse Masse der Landbevölkerung, die fern von irgend einem Krankenhause wohnt, wie die besser situirte Minderheit, die es „gottlob nicht nöthig hat in's Spital zu gehen.“ Aber ebensowenig wie jeder Erkrankte in's Spital geht,*) ebensowenig geht jeder Erkrankte zum Arzte überhaupt, der Einzelne hat ja weder die Verpflichtung sich überhaupt, noch nach den Regeln der Wissenschaft behandeln zu lassen: so mancher wird ja wieder gesund nur beim Beistande des nächsten Kurpfuschers, oder auch ohne dass irgend Jemand nach ihm gesehen hätte, und namentlich in ärmeren Gegenden, ein wie grosser Theil der Säuglinge stirbt oder gelangt zur Genesung ohne Hülfe des Arztes, und anderseits wie selten wird dort bei älteren Leuten, namentlich, wenn sie ihre Güter abgetreten haben, „also“ auf der Welt überflüssig sind, unsere Hülfe beansprucht? Aber immerhin ist die Altersvertheilung, wie die Vertheilung der Krankheiten, wie sie der praktische Arzt in seiner Klientel hat, der Wirklichkeit ähnlicher, ihr nahekommender als die der Krankenhäuser. Doch — so lautet ein anderer Einwurf gegen die Krankheitsstatistik der praktischen Aerzte — es wird in grossen Spitälern, worauf auch Haller aufmerksam macht, die Diagnose stets richtig sein: der Kranke wird genau a capite ad calcem untersucht, perkutirt und auskultirt, das spezifische Gewicht des Urins bestimmt, stündlich der Thermometer angelegt u. s. w. — und der praktische Arzt sieht manchen seiner Kranken nur alle zwei bis drei Tage, muss sich in der Zwischenzeit mit den Berichten der in medizinischen Dingen unwissenden Angehörigen begnügen — zugegeben; aber gesteht doch auch Haller selbst zu bei einzelnen Krankheitsgruppen, dass eine genauere Untersuchung wahrscheinlich einen

*) Einen Anhalt, wie selten im Allgemeinen spitalärztliche Hülfe aufgesucht wird, mag die Thatsache bieten, dass von sämmtlichen Sterbefällen nur 2,75 % bei Männern und 1,77 % bei Weibern in Krankenhäusern erfolgt und von sämmtlichen Todesfällen an Masern, Pocken, Scharlach, Diphtherie, Croup- und Keuchhusten zusammen sogar nur 0,7 % auf die Krankenhäuser kommt. Sächsischer Jahresbericht für 1876 p. 32.

Theil dieser als nicht hieher gehörig hätte erkennen lassen, und wer will z. B. in jedem Falle unterscheiden können, ob es sich um intensiven chronischen Magenkatarrh mit seinen Folgen oder um ein Ulcus rotundum handele, wer will ferner z. B. im Einzelfalle jedesmal Pneumonie und Pleuritis haarscharf unterscheiden können? Kommen doch Fälle genug vor, wo von jedem Leiden etwas vorhanden ist, wohin diese rubriziren? Ausser Pneumonie und Pleuritis noch eine besondere Rubrik Pleuropneumonie aufstellen, wie es beispielsweise in der Morbiditätsstatistik des Jahrgangs 1858 im Archiv des Vereins für gem. Arb. z. Förd. d. wiss. Heilkunde geschehen ist (es kommen hier z. B. in den vom Wiener allgemeinen Krankenhause gelieferten Beiträgen auf 419 Fälle frischer Pneumonie und 306 frischer Pleuritis 90 Fälle von frischer Pleuropneumonie)? Wird sich nicht ferner in einem Spitale die Meinung des Dirigenten über irgend welche streitige Punkte seinen Assistenten unbewusst mittheilen, seine Neigung, irgend etwas überall finden zu wollen oder zu übersehen, auf diese in verstärktem Maasse übergehen, so z. B. seine Ansicht, fieberhafte Abdominalkatarrhe und leichte Abdominaltyphen auseinander zu halten und so seine etwaigen Fehler in dieser Hinsicht vergrössert werden? Anders bei einer von praktischen Aerzten gelieferten Statistik; mag z. B. der eine geneigt sein leichte Typhoidformen als fieberhafte Magendarmkatarrhe zu bezeichnen, der andere, auf anderer Schule gebildet, ist zum Gegentheil geneigt und in der Gesammtsumme — diese als hinreichend gross vorausgesetzt — werden sich die Fehler des einen durch die des andern ausgleichen.

Eine von praktischen Aerzten durchführbare (und durchgeführte) Statistik muss sich deshalb bemühen, in ihrem Fragebogen schwer von einander unterscheidbare Krankheiten zusammen zu fassen, nicht zu sehr detailliren — wie beispielsweise die Tabellen im Archiv des Ver. f. gem. Arb. z. Förd. der wiss. Heilk.; es wird sich mancher, der sonst vielleicht mit helfen würde, abschrecken lassen, aus übergrosser Aengstlichkeit, nicht immer die richtige Diagnose eintragen zu können; es dürfen ferner seltenere Krankheiten und solche, die nur nebensachliches Interesse haben, nicht zu speziell aufgeführt sein; wer will, mag sie in leer gelassene Rubriken eintragen. Es wird zwar immer einzelne Querköpfe geben, die an jedem Formular, das sie ausfüllen sollen, etwas auszusetzen finden, die einen sind ihnen nicht vollständig genug, die andern wieder zu umständlich zum Ausfüllen, schliesslich eifern sie gegen alle solche Arbeiten: „das, was nicht dastehe, sei die Hauptsache und bilde die Hauptzahlen", machen der Krankenstatistik den Vorwurf, dass sie Bilder hervorzaubere, die ebensowenig der Wirklichkeit entsprächen, wie die Dörfer und Paläste, die seinerzeit Potemkin Katharina II. aus dem Nichts hervorgerufen habe. Derjenige muss noch erst geboren werden, der ein Formular erdenken will, das die Zustimmung und den ungetheilten Beifall sämmtlicher Fachgenossen finden soll; wie wir ebenso bis an's Ende der Dinge mit einer Krankenstatistik werden warten müssen, wenn wir sie bis dahin aufschieben wollen, bis die „Bildung“ soweit fortgeschritten ist, dass sich jeder Erkrankte nur von einem wissenschaftlich gebildeten Arzte behandeln lässt, dabei gleichzeitig vorausgesetzt, dass der omnipotente Staat jeden Erkrankten zur Herbeiholung ärztlicher Hülfe nöthigt. Hier heisst es auch „das Bessre ist des Guten Feind“; begnügen wir uns mit dem Erreichbaren, mit dem was jeder, auch der beschäftigtste Praktiker, noch mittheilen kann, und wir erhalten dann ein in seinen allgemeinen Umrissen jedenfalls richtiges Bild der Krankheiten.

Der allgemeine ärztliche Verein von Thüringen hat in seinen Fragebogen sich in den Jahren 1869, 1870, 1871 und 1872 nur auf die Feststellung, Vorkommen und Sterblichkeit, der sog. Infektionskrankheiten beschränkt; im Jahre 1873 trat eine Erweiterung des Fragebogens dadurch ein, dass Chlorose, Lungentuberkulose, Skrofeln, Krebs, organische Herzleiden, Lungenentzündung, Gelenkrheumatismus, sowie Brechdurchfall und Diarrhoe eingefügt wurden. Im Jahre 1874 wurden die Säuglingskrankheiten als eine besondere Rubrik aufgeführt und gleichzeitig Magenleiden, Hals- und Kehlkopfskatarrh, akuter und chronischer Bronchialkatarrh incl. Emphysem u. a. m. aufgenommen, sodann (wie schon im Vorjahre, aber nur mit sehr geringem Erfolge versucht worden war) um Mittheilung der Zahl der im Laufe des Monats zugegangenen Patienten gebeten, diesmal mit besserem Erfolge; ein grosser Theil der Collegen theilte entweder monatlich oder doch am Schlusse des Jahres die im Monate resp. Jahre zugewachsene Patientenzahl mit. Im Jahre 1875 blieb der Fragebogen unverändert und ist in den Correspondenzblättern damals monatlich eine Zusammenstellung gegeben worden. Fürs Jahr 1876 wurde der Fragebogen wieder erweitert durch Aufnahme der Rubriken: Kindbettfieber, Bauchfellentzündung, Krämpfe, Arthritis deformans, Syphilis, Leberkrankheiten, Apoplexie; die im Jahr 1874 und 1875 zusammengefassten Rubriken Scrofulose und Tuberkulose wurden getrennt, ebenso Carcinom von den organisirten Neubildungen, mit denen es in den beiden Vorjahren vereinigt war, wieder gesondert rubrizirt. Die Zahlen des Jahres 1876 sind insofern nicht ganz mit denen der beiden Vorjahre vergleichbar, als es sich laut ausdrücklichem Vordrucke auf dem Fragebogen nur um die Erkrankungen am Wohnorte des die Tabelle ausfüllenden Arztes handeln sollte.

Vorwiegend soll sich die vorliegende Zusammenstellung stützen auf die Praxisergebnisse der Jahre 1874 und 1875 mit zusammen 108453 Krankheitsfällen, einzeln, namentlich für solche Krankheiten, die im Fragebogen dieser beiden Jahre nicht aufgeführt sind auch noch auf das Jahr 1876, in dem über 32283 Einzelfälle berichtet ist; für die Vertheilung der Krankheiten auf die einzelnen Monate ist, soweit es möglich war, auch auf die Jahre 1869, 1870, 1871, 1872 und 1873 Rücksicht genommen.

Für eine längere topographische und klimatologische Einleitung ist hier nicht der Platz; Leser, die sich näher über diese Verhältnisse orientiren wollen, seien auf Spiess physikalische Topographie von Thüringen, Weimar 1875, sowie Schmid, Klima des Thüringer Beckens in Hildebrand's Jahrbüchern für Nationalökonomie und Statistik, Bd. I. verwiesen. Wo es von Interesse schien, ist den Krankheitskurven die Kurve der Temperatur*) beigefügt worden, manchmal ausser der Kurve der Luftwärme auch die der Bodenwärme bei 1 Meter Tiefe, hier das Mittel der Jahre 1871—1875 nach den Beobachtungen des Herrn Hofkantor Erfurth zu Weimar**) — leider liegt mir für keine andere Station ein Beobachtungsmaterial vor, das sich über eine längere Reihe von Jahren erstreckte.

Wie sollen die einzelnen nosologischen Beobachtungsstationen eingetheilt werden? Eine von allem Tadel freie Gruppirung wird sich kaum finden lassen, es ist zwar leicht gesagt, der absoluten Höhenlage folgen und gruppiren in Stationen von unter 100 Meter Höhe, solche von 100—200 Meter Höhe u. s. f., aber es werden dadurch manchmal klimatisch zusammengehörige Beobachtungsstationen getrennt, gar nicht zusammengehörige, wie z. B. das 257 Meter hohe Heiligenstadt und das 220 Meter hohe Altenburg, vereinigt u. s. w. Im Anschluss an die von Spiess l. c. gegebene Karte sollen folgende Gruppen gebildet werden:

I. Stationen auf dem Rücken und Abhange des Thüringer resp. Frankenwaldes: Elgersburg (480 M.), Lobenstein (471 M.), Ilmenau (470 M.), Hirschberg a./Saale, Lichte, Steinbach (419 M.), Friedrichroda (410 M.), Seligenthal (354 M.), Schmalkalden (306 M.), endlich Eisenach (206 M.).

II. Stationen der Thüringer Becken: Frankenhausen (156 M.), Weissensee, Langensalza (201 M.), Neumark, Greussen, Nordhausen (175 M.), Vieselbach, Gotha (300 M.).

III. Stationen des osterländischen und voigtländischen Stufenlandes: Gera (188 M.), Eisenberg, Schmölln, Könitz, Köstritz, Ronneburg, Weida (244 M.), Greiz, Neustadt a./Orla (283 M.), Auma (350 M.).

IV. Stationen am Südfusse des Thüringer Waldes resp. des Werrathales: Leider fehlen hier Beobachtungsstationen aus dem mittleren Laufe der Werra und seiner Nebenthäler, im unteren

*) Es ist das Mittel aus den in „Dove klimatologische Beiträge II." Berlin 1869, p. 80 mitgetheilten Zahlen der Beobachtungsstationen Allstädt, Arnstadt, Brotterode, Coburg, Eisenach, Gotha, Göttersdorf, Jena, Ilmenau, Meiningen, Ohrdruff, Schmalkalden, Schnepfenthal, Schöndorf, Wartburg, Weimar, genommen. Die Temperatur ist überall gleichmässig durch =o=o=o= aufgetragen und entspricht 1 Mill. = 0,3° Celsius.

**) Die Bodenwärme ist durch die Linie ||||||||||| angedeutet und entspricht auch hier 1 Mill. = 0,3° Celsius.

befinden sich Gerstungen (207 M.) und Tiefenort (245 M.), dann im obern Laufe Meiningen (320 M.), Hildburghausen (371 M.), und das 390 M. hoch gelegene Schleusingen.

Die andern Stationen lassen sich nicht zu Gruppen vereinigen mit Einzelziffern, die hinreichend gross wären, um aus ihnen allgemeine Schlüsse zu ziehen; bei einer längeren Reihe von Jahren oder einer grösseren Zahl von Mitarbeitern könnte man sonst noch unterscheiden eine Gruppe des Eichsfeldes, der Geraplatte, der Ilm- und Saalplatte u. s. w.; wo sich aber bei einer dieser Gruppen etwas Auffallendes in jedem Jahre wiederholt oder epidemiologisch Interessantes notirt ist, soll es im Einzelfalle bemerkt werden.

I.
Allgemeine Morbidität.

Taf. V. Nr. 26.

So genau auch in den verschiedensten Statistiken die Vertheilung der Todesfälle auf die einzelnen Monate des Jahres studirt ist, so wenig Positives, so wenig ziffermässige Angaben liegen über die Vertheilung der allgemeinen Morbidität vor, fast alle bisherigen Angaben beruhen auf den Nachweisungen von Spitälern und Armenpraxis, wie bestimmter Bevölkerungsklassen, so u. a. bei Oesterlen (p. 911) der Londoner Polizeimannschaft. Die allgemeine ärztliche Ansicht unserer Gegenden geht dahin, dass die Zeit der Ferien des Arztes der Sommer, Winter und vor allem Frühjahr die Zeit der angestrengtesten Thätigkeit sei; beruht dies darauf, dass wir dann die schwersten, unsere Zeit am meisten in Anspruch nehmenden Kranken in Behandlung haben, oder suchen dann überhaupt mehr Kranke unsere ärztliche Hülfe? Lombard (Cl. M. I. p. 348—400) hat diese Frage dadurch zu beantworten gesucht, dass er die monatliche Anzahl der Besuche von sechs Genfer Aerzten, wie die monatliche Anzahl der in zwei Apotheken angefertigten Rezepte verglich; Februar und April lieferten die meisten Rezepte, September, Oktober und November die wenigsten, während die Reihe der Monate mit den meisten ärztlichen Besuchen der Februar eröffnet, dann folgt März, April, Dezember, Januar, Mai, Juni, November, August, September, Juli und als letzter der Oktober; die Reihe der Jahreszeiten ist Winter,*) Frühjahr, Sommer, Herbst. Aus den uns vorliegenden Aufzeichnungen kann eine solche Zusammenstellung nicht gemacht werden, wir müssen uns damit begnügen, zu wissen, dass — für Genf wenigstens — Schwere der Erkrankungen und Anzahl derselben einander nicht parallel gehen, ob für anderwärts auch, mag dahin stehen; nach unsern Zahlen ist es eben nur möglich, die Summe des

*) Hier, wie überall weiterhin, Winter = Dezember, Jannar, Februar; Frühling = März, April, Mai u. s. w.

monatlichen Krankenzuwachses*) anzugeben, diese, sowie die entsprechenden Zahlen aus dem Medizinalbezirke Meissen, der norddeutschen Küste, sowie der Privatpraxis Lombards, sind in den folgenden Tabellen angegeben, in der ersten die absoluten Zahlen, in der zweiten Verhältnisszahlen derart, dass die jedesmalige Gesammtsumme = 1200 gesetzt ist, so dass die mittlere Monatskrankenzahl 100 sein würde.

A. Absolute Zahlen.

	I.	II.	III.	IV.	V.	VI.	VII.	VIII	IX.	X.	XI.	XII.	Sa.
Lombard	1336	1291	1398	1253	1275	1095	1076	1126	1026	953	1020	1010	13859
Med.-Bz.Meissen	5327	4564	5187	5127	5189	4923	5074	5147	4802	4637	4261	4228	58466
Norddtsch.Küste	634	564	701	705	769	759	823	999	1037	920	782	693	9386
Thüringen	9815	9201	9152	9039	8419	8683	8480	8516	7430	7305	7683	7660	100383

B. Verhältnisszahlen.

	I.	II.	III.	IV.	V.	VI.	VII.	VIII.	IX.	X.	XI.	XII.
Lombard	116	112	121	109	110	95	93	98	89	83	88	88
Med.-Bez. Meissen .	109	94	106	105	106	101	104	105	99	95	87	86
Norddeutsche Küste .	81	72	89	90	98	97	105	129	133	118	100	89
Thüringen	117	109	108	108	100	103	101	102	89	87	92	91

Taf. II. — Kurve I.

Ordnet man die Monate und Jahreszeiten nach der Grösse des Krankenzuwachses, so ergiebt sich für die obenstehenden vier Gruppen folgende Reihe (mit dem krankenreichsten Monate angefangen):

Ordnung der Monate nach dem monatlichen Krankenzuwachse.

I. Lombard.	II. Meissen.	III. Küste.	IV. Thüringen.
1. März	1. Januar	1. September	1. Januar
2. Januar	2. März	2. August	2. Februar
3. Februar	3. Mai	3. Oktober	3. März
4. Mai	4. April	4. Juli	4. April
5. April	5. August	5. November	5. Juni
6. August	6. Juli	6. Mai	6. August
7. Juni	7. Juni	7. Juni	7. Juli
8. Juli	8. September	8. April	8. Mai
9. September	9. Oktober	9. März	9. November
10. November	10. Februar	10. Dezember	10. Dezember
11. Dezember	11. November	11. Januar	11. September
12. Oktober	12. Dezember	12. Februar	12. Oktober
1. Frühjahr	1. Frühjahr	1. Herbst	1. Winter
2. Winter	2. Sommer	2. Sommer	2. Frühjahr
3. Herbst	3. Winter	3. Frühjahr	3. Sommer
4. Sommer	4. Herbst	4. Winter	4. Herbst

Wie ersichtlich sind die Differenzen am geringsten im Medizinalbezirke Meissen, betragen nur 14 %, am grössten in dem am Wechselfieber reichen norddeutschen Küstenlande 34 %, während Thüringen

*) Die Gesammtsumme 100383 ist dadurch etwas kleiner als die oben erwähnte Summe von 108453, weil einzelne Kollegen im Jahre 1874 nur die Jahressumme, nicht aber die Summe des monatlichen Krankenzuwachses angegeben haben.

mit 17 % und Genf mit 21 % in der Mitte stehen; die Reihe der Monate ist äusserst verschieden, am gleichmässigsten ist der Juni, der dreimal die siebente Stelle einnimmt, je zweimal fallen zusammen April (an 4. Stelle) und Oktober (an 12. Stelle). Wechselnd, wie die Monate, sind auch die Jahreszeiten in den vier Gruppen in Bezug auf Zahl des Krankenzuwachses, es ähneln sich aber Genf, Meissen, Thüringen darin, dass Frühling an erster oder zweiter Stelle steht und Herbst an letzter oder vorletzter; ganz anders das norddeutsche Küstenland, hier hat noch volle Gültigkeit das Wort des ja auch in einem wechselfieberreichen Lande lebenden Celsus (II. 1. saluberrimum ver est, proxime deinde ab hoc hiems, periculosior aestas, autumnus longe periculosissimus), das für wechselfieberfreie Gegenden durchaus falsch ist.

Auch für die einzelnen Gruppen Thüringens ergeben sich, wie die folgenden Tabellen zeigen, nicht unbeträchtliche Differenzen:

A. Absolute Zahlen.

	I.	II.	III.	IV.	V.	VI.	VII.	VIII.	IX.	X.	XI.	XII.	Sa.
Ges.-Thüringen	9815	9201	9152	9039	8419	8683	8480	8516	7430	7305	7683	7660	100383
Becken . .	2127	1606	1744	1968	1525	2007	1911	1958	1461	1623	1686	1789	21403
Gebirge . .	1932	1752	2160	2061	1926	1834	1744	1777	1595	1467	1600	1514	21362
Voigtland .	2266	2080	2420	2392	2295	2251	2057	2035	1847	1804	1850	1802	25117
Werrathal .	553	433	591	495	396	448	490	474	476	463	455	526	5758

B. Verhältnisszahlen (die Summe jedesmal = 1200 gesetzt).

	I.	II.	III.	IV.	V.	VI.	VII.	VIII.	IX.	X.	XI.	XII.
Gesammt-Thüringen	117	109	108	108	100	103	101	102	89	87	92	91
Becken	120	90	98	110	85	113	107	109	82	91	94	100
Gebirge. . . .	109	98	121	116	108	103	98	100	89	82	89	85
Voigtland . . .	108	99	116	114	110	107	98	97	88	86	88	86
Werrathal . . .	115	90	123	103	84	94	103	99	99	97	95	109

Taf. II. — Kurve II.

Ordnung der Monate nach dem monatlichen Krankenzuwachse.

1. Gesammt-Thüringen.	2. Gebirge.	3. Becken.	4. Voigtland.	5. Werrathal.
1. Januar	1. März	1. Januar	1. März	1. März
2. Februar	2. April	2. Juni	2. April	2. Januar
3. März	3. Januar	3. April	3. Mai	3. Dezember
4. April	4. Mai	4. August	4. Januar	4. April
5. Juni	5. Juni	5. Juli	5. Juni	5. Juli
6. August	6. August	6. Dezember	6. Februar	6. August
7. Juli	7. Februar	7. März	7. Juli	7. September
8. Mai	8. Juli	8. November	8. August	8. Oktober
9. November	9. September	9. Oktober	9. September	9. November
10. December	10. November	10. Februar	10. November	10. Juni
11. September	11. Dezember	11. Mai	11. Oktober	11. Februar
12. Oktober	12. Oktober	12. September	12. Dezember	12. Mai
1. Winter	1. Frühjahr	1. Sommer	1. Frühjahr	1. Winter
2. Frühjahr	2. Sommer	2. Winter	2. Sommer	2. Frühjahr
3. Sommer	3. Winter	3. Frühjahr	3. Winter	3. Sommer
4. Herbst	4. Herbst	4. Herbst	4. Herbst	4. Herbst

Keine der verschiedenen Gruppen hat geringere Schwankungen als der Gesammtdurchschnitt, es steigen diese sogar bis auf 23 % im Werrathal, 21 % im Gebirge und 20 % im Becken. Während überall der Herbst die gesundeste, d. h. hier die am wenigsten neue Kranke bringende Jahreszeit ist, ist die krankenreichste nicht überall dieselbe: im Thüringer Becken der Sommer, auf dem Walde und im Voigtlande das Frühjahr, anderwärts der Winter; von den Monaten nimmt dreimal März die erste Stelle ein, zweimal April die zweite, je zweimal Juni und Juli die fünfte, zweimal August die sechste, zweimal September die neunte und zweimal November die zehnte.

II.
Säuglingsmorbidität.

Taf. V. Nr. 27.

Verläuft die Kurve der Säuglingsmorbidität anders als die der Gesammtmorbidität? Hier fehlt's völlig an Vergleichen mit unseren Zahlen, denn was will's bedeuten, wenn Lombard (Cl. M. I. p. 490) 131 Krankheitsfälle von Kindern unter zwei Jahren zusammenstellt? Hier giebt's überall nur Mortalitätsstatistik, diese musste bisher die Stelle der Morbiditätsstatistik vertreten. Die 6772*) Einzelfälle vertheilen sich auf die Monate folgendermaassen:

A. Absolute Zahlen.

	I.	II.	III.	IV.	V.	VI.	VII.	VIII.	IX.	X.	XI.	XII.	Sa.
Erkrankungen	368	491	461	549	631	586	728	735	668	575	525	455	6772
Sterbefälle . .	48	48	49	61	66	62	71	96	60	71	63	56	751

B. Verhältnisszahlen (die Summe jedesmal = 1200 gesetzt).

	I.	II.	III.	IV.	V.	VI.	VII.	VIII.	IX.	X.	XI.	XII.
Erkrankungen . . .	65	87	82	97	112	103	129	130	118	102	93	80
Sterbefälle	77	77	78	97	105	99	113	153	96	113	100	89

Die Tabelle lehrt einmal, dass in unserem Klima die Schwankungen der Säuglingsmorbidität um doppelt grösser sind, als die der allgemeinen, 35 % hier gegen 17 % dort, sodann, dass der Verlauf der Kurve selbst ein anderer ist: war dort Januar der krankenreichste Monat, so hier der August, dort Oktober der gesundeste, hier (der dort am krankenreichste) Januar, hier Sommer die krankenreichste und Winter die gesündeste Jahreszeit, dort brachte der Winter die meisten Kranken und Herbst die wenigsten; von dem Rückgang der Krankenzahl im Februar (der sich gleichmässig in allen oben angeführten Zahlenreihen befindet) ist hier keine Spur vorhanden. Wie nachfolgende Tabelle und Kurve zeigen, ist in jeder der von uns angenommenen Gruppen Thüringens Winter die den Säug-

*) Es ist diese Zahl grösser als diejenige, die weiter unten eingestellt werden kann, hier können — da die Anzahl der behandelten Säuglinge von jedem auf dem Fragebogen angegeben wurde — auch die Zahlen der Kollegen benutzt werden, die weder ihren monatlichen noch jährlichen Krankenzuwachs angegeben haben.

lingen die wenigsten Krankheiten bringende Jahreszeit, Herbst steht überall in zweiter oder dritter Linie, Frühjahr oder Sommer in erster; was die Monate betrifft, so steht Januar dreimal in letzter Linie, zweimal Dezember in vorletzter, zweimal März in sechster Linie. Die Schwankungen betragen 48 % im Becken bei 20 % Schwankungen der Gesammtmorbidität, 44 % im Gebirge bei 21 % der allgemeinen Morbidität, für Werrathal und Voigtland sind die resp. Werthe 34 und 39 %.

A. Absolute Zahlen.

	I.	II.	III.	IV.	V.	VI.	VII.	VIII.	IX.	X.	XI.	XII.	Sa.
Gebirge . .	64	85	86	140	133	96	107	96	105	97	83	71	1163
Becken . .	71	100	105	96	98	124	152	152	165	102	85	87	1337
Voigtland .	94	162	156	154	155	147	147	166	146	143	144	104	1708
Werrathal .	32	30	51	43	45	59	46	61	55	50	52	60	584

B. Verhältnisszahlen (die Summe = 1200 gesetzt).

	I.	II.	III.	IV.	V.	VI.	VII.	VIII.	IX.	X.	XI.	XII.
Gebirge	66	99	99	144	137	99	199	99	108	100	86	73
Becken	63	90	95	86	88	111	136	136	148	92	76	78
Voigtland	66	113	109	107	107	103	103	117	102	100	100	72
Werrathal	66	61	105	88	92	119	94	125	113	103	107	123

Taf. II. — Kurve III.

Ordnung der Monate nach dem Sänglingskrankenzuwachse.

1. Gesammt-Thüringen.	2. Becken.	3. Gebirge.	4. Voigtland.	5. Werrathal.
1. August	1. September	1. April	1. August	1. August
2. Juli	2. August	2. Mai	2. Februar	2. Dezember
3. September	3. Juli	3. Juli	3. März	3. Juni
4. Mai	4. Juni	4. September	4, April	4. September
5. Juni	5. März	5. Oktober	5. Mai	5. November
6. Oktober	6. Oktober	6. März	6. Juni	6. März
7. April	7. Februar	7. Juni	7. Juli	7. Oktober
8. November	8. Mai	8. August	8. September	8. Juli
9. Februar	9. April	9. Februar	9. Oktober	9. Mai
10. März	10. Dezember	10. November	10. November	10. April
11. Dezember	11. November	11. Dezember	11. Dezember	11. Januar
12. Januar	12. Januar	12. Januar	12. Januar	12. Februar
1. Sommer.	1. Sommer	1. Frühjahr	1. Frühjahr	1. Sommer
2. Herbst	2. Herbst	2. Sommer	2. Sommer	2. Herbst
3. Frühjahr	3. Frühjahr	3. Herbst	3. Herbst	3. Frühjahr
4. Winter	4. Winter	4. Winter	4. Winter	4. Winter

Welches sind die häufigsten Säuglingskrankheiten? Es ist dies eine Frage, die bisher nur auf Grund von Mortalitätsstatistiken zu beantworten versucht ist, und umsomehr Anspruch auf Geltung werden die Zahlen unserer Thüringischen Statistik haben, zumal sie auf einem ziemlich umfangreichen Materiale beruhen. Der Fragebogen der Jahre 1874 und 1875 hatte eine besondere Rubrik „Säuglingskrankheiten (unter 1 Jahr)", und in dieser wieder, mit Vermeidung aller feineren Differentialdiagnosen, die Unterabtheilungen: 1. Krankheiten der Verdauungsorgane incl. Atrophie, 2. Krankheiten der Respirationsorgane, 3. Krankheiten des Nervensystems und Gehirns incl. Krämpfe, 4. Restirende Säuglingskrankheiten. Es vertheilen sich die 6772 Einzelfälle folgendermaassen:

	Gesammt-Thüringen	Gebirge	Becken	Voigtland	Werrathal
Krankheiten der Verdauungsorgane incl. Atrophie . . .	3339	528	740	739	307
Krankheiten der Respirationsorgane	2547	568	383	696	215
Krankheiten des Nervensystems und Gehirns incl. Krämpfe .	578	40	129	187	46
Restirende Säuglingskrankheit.	308	27	85	96	16
Summa	6772	1163	1337	1718	584

oder in Verhältnisszahlen, die Summe jedesmal = 10000 gesetzt:

	Gesammt-Thüringen	Gebirge	Becken	Voigtland	Werrathal
Krankheiten der Verdauungsorgane incl. Atrophie . . .	4931	4540	5534	4301	5257
Krankheiten der Respirationsorgane	3761	4883	2864	4051	3681
Krankheiten des Nervensystems und Gehirns incl. Krämpfe .	855	344	972	1089	788
Restirende Säuglingskrankheit.	455	232	635	559	274

Die Todesfälle an den einzelnen Krankheiten vertheilen sich folgendermaassen:

Es starben von der Gesammtzahl der erkrankten 6772	Gesammt-Thüringen		Gebirge		Becken		Voigtland		Werrathal	
	absolute Zahlen	Verhältnisszahlen auf 10000 überhaupt erkr.	absolute Zahlen	Verhältnisszahlen auf 10000 überhaupt erkr.	absolute Zahlen	Verhältnisszahlen auf 10000 überhaupt erkr.	absolute Zahlen	Verhältnisszahlen auf 10000 überhaupt erkr.	absolute Zahlen	Verhältnisszahlen auf 10000 überhaupt erkr.
an Krankheiten der Verdauungsorgane incl. Atrophie	282	416	22	188	74	561	57	332	13	222
an Krankheiten der Respirationsorgane	232	343	36	318	32	239	64	372	18	308
an Krankheiten des Nervensystems und Gehirns incl. Krämpfe	203	299	22	188	44	329	51	297	21	359
an anderen Säuglingskrankheiten	34	50	6	51	9	67	9	52	4	68
Summa der Gestorbenen .	751	1108	86	745	159	1196	181	1053	56	957

Das aus der blossen Mortalitätsstatistik gewonnene Bild ist ein anderes wie das aus der Morbiditätsstatistik entnommene, letztere zeigt, dass im Gesammtdurchnitt am zahlreichsten die Krankheiten der Verdauungsorgane vertreten sind, auf diese folgen die der Athmungsorgane, dann die des Nervensystems etc. und die restirenden Säuglingskrankheiten; das Ueberwiegen der Krankheiten der Verdauungsorgane über die der Athmungsorgane ist am beträchtlichsten im Thüringer Becken, weniger schon im Werrathale; im Voigtlande ist die Differenz nur noch ganz gering, auf dem Walde endlich das Verhältniss umgekehrt: die Zahl der Leiden der Respirationsorgane grösser, als die derjenigen des Tractus intestinalis. Beifolgende zwei kleine graphische Darstellungen mögen diese Verhältnisse deutlicher machen.

a

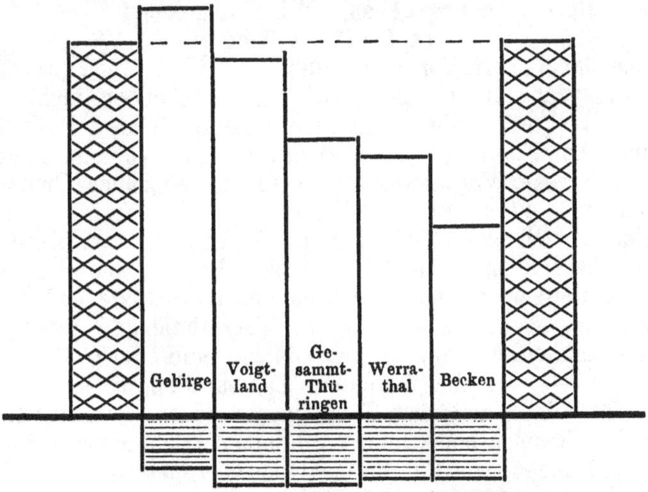

b

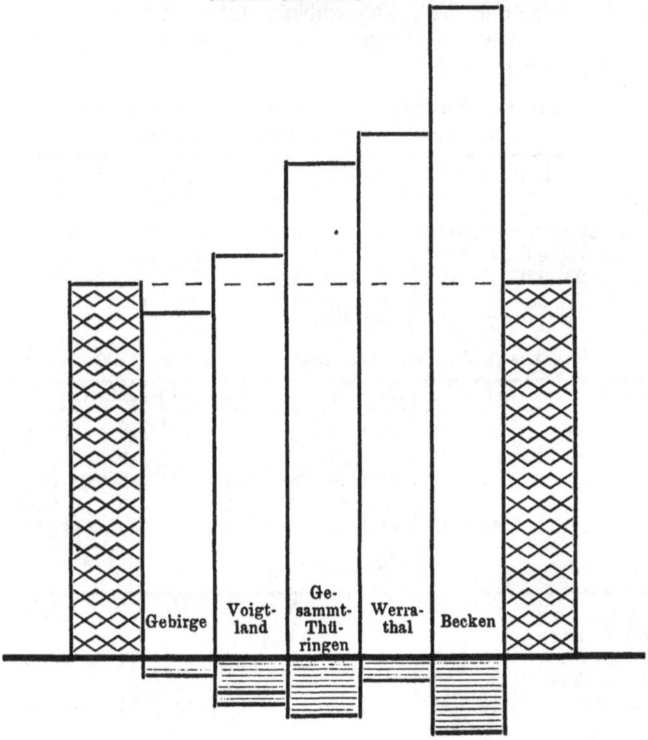

— Graph. Darstellung *a* —
bedeutet hier die Höhe des schraffirt gezeichneten die Summe der Verdauungskrankheiten incl. Atrophie in jeder Gruppe, so wird die Zahl der Erkrankungen der Luftwege durch die nebenstehenden, nicht schraffirt gehaltenen, Rechtecke angegeben. Wird umgekehrt
— graph. Darstellung *b* —
die Summe der Respirationsleiden durch dieselbe Höhe (schraffirt gezeichnet) ausgedrückt, so geben die nebenstehenden nicht schraffirt gehaltenen Rechtecke die verhältnissmässige Höhe der Verdauungsleiden an. Am Fusse ist jedesmal dargestellt, wie viel Prozent der Respirations- resp. Verdauungsleiden in den einzelnen Gruppen tödtlich enden, und entspricht 1 Millimeter = 1 %. Nerven- etc. Krankheiten finden sich am häufigsten im Voigtlande, am seltensten im Gebirge, während man aus der blossen Betrachtung der Sterblichkeitstafel schliessen müsste, sie seien im Werrathale und der Ebene am häufigsten, ebenso wie, dass im Werrathale und Voigtlande Respirationskrankheiten häufiger vorkämen, und doch sind sie dort seltener, nur — wie die folgenden Zahlenreihen zeigen — häufiger tödtlich. Es folgen zunächst Tabellen, in denen die monatliche Vertheilung der Respirations- und Verdauungsleiden mitgetheilt ist, für Gesammt-Thüringen, wie für die einzelnen Gruppen; die Todesfälle sind nur für die Gesammtheit angegeben, eine monatliche Vertheilung dieser auf die einzelnen Gruppen ist wegen der verhältnissmässig kleinen Zahlen unthunlich.

Krankheiten der Verdauungsorgane incl. Atrophie der Säuglinge.

A. Krankheitsfälle, absolute Zahlen.

	I.	II.	III.	IV.	V.	VI.	VII.	VIII.	IX.	X.	XI.	XII.	Sa.	davon starben	in %
Gesammt-Thüringen	230	227	101	158	237	299	462	529	475	354	267	200	3339	282	7,97
Gebirge . .	24	26	21	37	32	37	73	74	72	57	39	36	528	22	4,15
Becken . . .	23	27	31	31	42	75	110	114	126	71	48	42	740	74	10,0
Voigtland . .	28	33	18	29	63	71	87	117	97	79	71	46	739	57	7,71
Werrathal. .	15	11	17	13	20	35	29	43	37	36	28	23	307	13	4,23

B. Krankheitsfälle, Verhältnisszahlen Summe = 1200 gesetzt.

	I.	II.	III.	IV.	V.	VI.	VII.	VIII.	IX.	X.	XI.	XII.
Gesammt-Thüringen .	78	77	34	53	80	101	157	179	161	120	90	68
Gebirge	55	59	47	84	73	84	166	168	163	129	89	82
Becken	37	44	50	50	68	122	178	185	204	115	78	68
Voigtland	45	54	28	47	102	115	131	190	157	128	115	74
Werrathal	58	43	66	51	78	137	115	168	144	141	109	89

C. Todesfälle.

	I.	II.	III.	IV.	V.	VI.	VII.	VIII.	IX.	X.	XI.	XII.
Absolute Zahlen Summa = 282	11	10	6	13	13	24	31	60	40	33	25	16
Verhältnisszahlen 282 = 1200	46	42	25	55	55	102	132	252	168	140	106	68

Taf. II. — Kurve IV.

Krankheiten der Respirationsorgane der Säuglinge.

A. Krankheitsfälle, absolute Zahlen.

	I.	II.	III.	IV.	V.	VI.	VII.	VIII.	IX.	X.	XI.	XII.	Sa.	davou starben	in %
Gesammt-Thüringen	177	267	282	309	313	229	179	133	139	147	186	186	2547	232	8,79
Gebirge . .	36	48	61	96	92	59	25	21	32	31	38	29	568	36	6,34
Becken . .	28	37	49	43	34	34	29	19	26	20	28	36	383	32	8,35
Voigtland .	51	105	115	104	69	51	29	27	27	38	46	34	696	64	9,19
Werrathal .	13	12	30	27	24	20	12	10	15	7	13	32	215	18	8,37

B. Krankheitsfälle, Verhältnisszahlen Summe = 1200.

	I.	II.	III.	IV.	V.	VI.	VII.	VIII.	IX.	X.	XI.	XII.
Gesammt-Thüringen .	83	122	133	145	147	108	84	62	65	69	84	84
Gebirge	77	101	129	204	194	125	53	44	68	66	80	61
Becken	88	116	153	137	107	107	91	59	81	65	88	112
Voigtland	89	179	199	178	119	89	50	47	47	66	79	59
Werrathal	72	67	167	151	134	111	67	56	84	39	72	178

C. Todesfälle.

	I.	II.	III.	IV.	V.	VI.	VII.	VIII.	IX.	X.	XI.	XII.
Absolute Zahlen Summe = 232	18	16	27	26	30	20	18	10	10	18	19	20
Verhältnisszahlen 232 = 1200	93	83	139	134	155	104	93	52	52	93	98	104

Taf. II. — Kurve V.

Für die Krankheiten des Nervensystems und Gehirns incl. Krämpfe (ebenso wie für die restirenden Säuglingskrankheiten), sind weder Monatskurven, noch entsprechende Tabellen beigefügt, es handelt sich ja bei diesen beiden Rubriken um die allerverschiedensten Einzelleiden zusammenfassende Gruppen, dazu von häufig chronischem Verlaufe; es sei nur die Sterblichkeit an diesen Leiden in den verschiedenen Gegenden angeführt:

	Krankheiten des Nervensystems und Gehirns incl. Krämpfe			**Restirende Säuglingskrankheiten**		
	erkrankt	gestorben	in % der erkrankten	erkrankt	gestorben	in % der erkrankten
Gesammt-Thüringen	578	203	35,12	308	34	11,04
Gebirge . .	40	22	55,00	27	6	22,22
Becken . . .	129	44	34,11	85	9	10,88
Voigtland . .	187	51	27,27	96	9	9,37
Werrathal . .	46	21	45,65	16	4	25,00

Die Betrachtung der vorstehenden Zahlenreihen ergiebt Folgendes:

1) Die Respirationsleiden sind auf dem Rücken und Abhange des Thüringer Waldes zwar zahlreicher vorhanden, als in den anderen Gruppen, aber bei weitem weniger tödtlich, nur in 6,34 % aller Fälle,

während sonst überall 8 % erreicht resp. überschritten wird. Der Verlauf dieser Leiden in den einzelnen Monaten ist anders, als man theoretisch anzunehmen vielleicht geneigt wäre, es geht ihre Häufigkeit keineswegs dem Gange der Temperatur umgekehrt parallel; denn während letztere im Januar am tiefsten ist und im Juli am höchsten, so haben wir im Gesammtdurchschnitt die höchste Summe der Respirationsleiden im April und Mai, den tiefsten Stand in steilem Abfall, einige Monate später im August, und hebt sich von hier an die Kurve langsam, aber stetig, wieder bis zum April und Mai; eine stärkere Zunahme im Dezember haben nur das Voigtland und das Werrathal; die Schwankungen der Monate sind sehr beträchtlich, 104 % im Gebirge und noch 47 % im Gesammtdurchschnitt. Die Kurve der Säuglingsrespirationsleiden entspricht, wie die später mitzutheilenden Kurven ergeben, genau der Kurve der kroupösen Pneumonie in unseren Gegenden; nun war allerdings die früher geläufige Ansicht, dass diese Form der Lungenentzündung bei Kindern überhaupt so gut wie gar nicht vorkäme, doch ist ja dieser Glaube in neuerer Zeit mehr und mehr erschüttert, man vergl. u. a. Jurasz zur Statistik der kroupösen Pneumonie, mit besonderer Berücksichtigung des kindlichen Alters, Berl. Klin., Wochenschr. 1874, Nr. 17 und 18; vergegenwärtigt man sich die Schwierigkeiten der Diagnose der kroupösen Pneumonie bei Säuglingen, ja bei Kindern überhaupt — widmet ihr doch Thomas in Gerhardt's Handbuch der Kinderkrankheiten, III. Band 2. Hälfte, mehr als 20 Seiten p. 676—700 — so bietet vielleicht auch diese Zusammenstellung einen Anhalt mehr, kroupöse Pneumonie auch schon bei Säuglingen als häufiger vorkommend anzunehmen. — Mortalitäts- und Morbiditätskurve fallen zwar in ihrem Gipfel und Minimum zusammen, verlaufen aber sonst einander keineswegs parallel — das zahlreiche Vorkommen der Leiden der Respirationsorgane, sowie ihr Zusammengedrängtsein auf das Frühjahr (auf das fast die Hälfte der Fälle trifft) im Gebirge, prägt sich, wie ein Blick auf Kurve III. zeigt, auch im Verlaufe der allgemeinen Säuglingsmorbidität dadurch aus, dass hier das Maximum der Krankheiten auf das Frühjahr, speciell April und Mai fällt.

2) Krankheiten der Verdauungsorgane incl. Atrophie sind im Thüringer Becken nicht nur am zahlreichsten vertreten, sondern auch am häufigsten von Exitus letalis begleitet, in 10 % der Fälle, während der Gesammtdurchschnitt, dem sich das Voigtland eng anschliesst, nicht ganz 8 % ist, auf dem Walde aber nur etwas über 4 % dieser Leiden tödtlich enden, und im Werrathale nur wenig mehr. Die Morbiditätsschwankungen in den einzelnen Monaten sind kaum grösser als bei den Leiden der Luftwege, sehr viel bedeutender aber sind die Schwankungen der Mortalität, obwohl ihr Gang im Allgemeinen (viel mehr als bei den Respirationsleiden) der Morbiditätskurve sich anschliesst. Die Krankheitskurve schliesst sich fast genau der Kurve der mittleren Lufttemperatur an, weicht nur im Januar und Februar

— ob veranlasst durch die auf das Weihnachtsfest folgende Magenüberladung und die im Januar und Februar üblichen „Schlachtefeste", an denen ja auf dem Lande auch die kleinsten Kinder theilnehmen? — ab, die grössten Schwankungen finden sich im Voigtlande, die geringsten in dem, an diesen Krankheiten so reichen Thüringer Becken. Noch genauer als dem Laufe der Lufttemperatur schliesst sich aber — wie ein Blick auf Kurve VI. sofort zeigt — die Kurve der Verdauungsleiden der Kurve der Bodentemperatur bei 1 Meter Tiefe an; aber kann man, da diese ja nur nach den Angaben einer Beobachtungsstation gefertigt ist, hieraus weitergehende Schlüsse ziehen? Bemerkenswerth und ein Fingerzeig für künftige Untersuchungen ist dies Verhalten jedenfalls.

3) Weitergehende Folgerungen aus den Zahlen über die Krankheiten des Nervensystems und Gehirns incl. Krämpfe zu ziehen, ist wegen der verhältnissmässig kleinen Zahlen nicht gut möglich, auffallend ist nur ihre grosse Sterblichkeit zusammen mit geringer Häufigkeit auf dem Thüringer Walde, ihr zahlreiches Vorkommen und verhältnissmässig geringe Sterblichkeit in dem Voigtlande.

III.

Maladies saisonières.

Auf die Säuglingskrankheiten folgt im Fragebogen der Jahre 1874 und 1875 die Gruppe der Entzündungskrankheiten und ihrer Ausgänge, oder, wie ein treffender französischer Ausdruck lautet, der maladies saisonières; den Reigen eröffnen auch in dieser Rubrik die Leiden des Tractus intestinalis mit den beiden Abtheilungen: 1) akute und chronische Magenleiden incl. Ulcus und Kardialgie; 2) Brechdurchfall und Diarrhoe.

Betrachten wir zunächst die monatsweise Vertheilung der Magenleiden an den 9802 Einzelfällen unserer Statistik, und vergleichen damit 6374 der Meissener Statistik (aus sechs Jahren), 677 Fälle aus der norddeutschen Küstengegend, endlich 7506 der von Haller (p. 17) mitgetheilten Statistik, so sind die Zahlen:

		I.	II.	III.	IV.	V.	VI.	VII.	VIII.	IX.	X.	XI.	XII.
Absolute Zahlen	Thüringen 9802	559	493	596	704	913	1016	1119	1015	902	884	791	810
	Meissen 6374	550	496	536	553	551	607	607	616	561	469	412	416
	Norddeutsches Küstenland 677	39	41	39	45	63	69	82	101	58	64	51	25
	WienerKrankenhaus 7506	520	464	650	560	743	702	810	870	663	542	418	564
Verhältnisszahlen, Sa. = 1200	Thüringen	68	60	73	86	112	123	147	123	110	108	97	99
	Meissen	103	93	100	103	103	114	114	116	105	98	78	78
	Norddeutsches Küstenland	69	70	69	79	112	122	145	179	103	112	90	44
	WienerKrankenhaus	83	74	104	89	119	112	129	139	106	86	67	90

Die Ergebnisse der Praxis unterstützen die Abstraktionen Haller's nicht vollständig, wenn er p. 18 sagt: wir finden die kleinste Zahl solcher Erkrankungen im November, sehen sie im Dezember merklich steigen, im Januar und Februar etwas, aber nicht bis zum tiefsten Stande zurücksinken, im März sich rasch erheben, um nach einem geringen Nachlass während des April, im Mai noch höher zu werden, wir gewahren im Juli einen abermaligen, aber geringeren Fall als im April, und sehen sie im Juli und August ihrem Kulminationspunkte zueilen, aber noch schneller in den nächsten zwei Herbstmonaten zu ihrem Minimalstande herabstürzen.“ Der Kurvengipfel fällt überall auf Juli oder August, der niedrigste Punkt im Medizinalbezirk Meissen auf November und Dezember, an der norddeutschen Küste auf den Dezember, bei uns auf den Februar, und ist das Ansteigen von der tiefsten Stelle bis zum Gipfel überall ein durchaus gleichmässiges ohne zwischenfallende Senkungen, abgesehen von einer ganz kleinen, nur 1 Prozent betragenden an der norddeutschen Küste vom Februar zum März. Der Kurvengipfel der Erkrankungen fällt bei uns mit dem Kurvengipfel der Temperatur zusammen, ebenso im norddeutschen Küstenlande,*) für den Medizinalbezirk Meissen stehen mir entsprechende Temperaturangaben nicht zu Gebote; das Minimum der Erkrankungen fällt an der norddeutschen Küste einen Monat früher, bei uns einen Monat später, als das Temperaturminimum. Die zwei klimatisch differentesten Gruppen Thüringens zeigen folgende monatliche Vertheilung:

		I.	II.	III.	IV.	V.	VI.	VII.	VIII.	IX.	X.	XI.	XII.
Absolute Zahlen	Gebirge Summe = 1462	134	98	136	141	144	128	119	115	112	105	108	122
	Becken Summe = 2429	133	143	174	183	226	247	279	253	249	211	176	155
Verhältniss-Zahlen Summa = 1200	Gebirge	110	80	111	116	118	104	99	94	92	86	88	100
	Becken	66	71	86	90	112	122	138	125	123	104	87	76

Die Erkrankungen im Thüringer Becken schliessen sich genau, viel inniger als im Gesammtdurchschnitt von ganz Thüringen, dem Verlauf der Temperatur an; um so abweichender ist der zeitliche Verlauf dieser Leiden auf dem Walde: das Maximum fällt auf den Mai und ein zweiter kleinerer Gipfel auf den Januar, ebenso sind zwei tiefe Punkte vorhanden, einer im Oktober, der andere im Februar; doch sind die Schwankungen selbst, wie ein Blick auf die Kurve

Taf. II. — Kurve VI.

zeigt, viel weniger beträchtlich als in den anderen Gruppen.

*) Das Maximum der Monatstemperatur fällt, wie aus den bei Dove klimatologische Beiträge II. p. 84 mitgetheilten Zahlenreihen der von den nosologischen Beobachtungsstationen Knyphausen, Rodenkirchen, Berne, nicht weit entfernten meteorologischen Beobachtungsstationen Tossens, Norderney, Jever a) und b) zu entnehmen, auf den August, nicht den Juli.

Die Tödtlichkeit der Magenleiden ist eine sehr geringe: von all den 9802 Patienten starben nur 63, d. h. 64 von zehntausend, der Durchschnittszahl steht die des Beckens — es starben von 2429 — 15 i. e. $62\,^{0}/_{000}$ — sehr nahe, während von den 1462 Magenkranken des Waldes nur 3 i. e. $20\,^{0}/_{000}$ starben; von den 6374 Patienten des Medizinalbezirks Meissen starben ganz bedeutend mehr: 93 i. e. $146\,^{0}/_{000}$. Die 63 Todesfälle vertheilen sich bei uns auf die Monate wie folgt:

	I.	II.	III.	IV.	V.	VI.	VII.	VIII.	IX.	X.	XI.	XII.
Absolute Zahlen Summa = 63	4	1	2	8	11	6	10	4	4	6	3	4
Verhältnisszahlen Summa = 1200	76	19	38	152	209	114	190	76	76	114	57	76

Der Fragebogen des Jahres 1876 sondert die hier gemeinsam behandelten Rubriken in die beiden: akuter Magenkatarrh und chronischer Magenkatarrh incl. Ulcus und Kardialgie, und ergeben sich dann folgende Zahlen:

	Gesammt-Thüringen	Gebirge	Becken	Voigtland	Werrathal
Akuter Magenkatarrh . . .	1512	133	291	367	250
Chronischer Magenkatarrh incl. Ulcus und Cardialgie. . .	1244	123	278	378	137
Summa	2756	256	569	745	387

oder, wenn die Summe jedesmal = 1000 gesetzt wird, in Verhältnisszahlen:

	Gesammt-Thüringen	Gebirge	Becken	Voigtland	Werrathal
Akuter Magenkatarrh . . .	549	520	511	493	646
Chronischer Magenkatarrh incl. Ulcus und Cardialgie . .	451	480	489	507	354

Die Statistik des Medizinalbezirks Meissen, wie die Statistiken von Apolda, Schmalkalden und Mihla-Molschleben, spezialisiren die Magenleiden noch mehr, aber fast immer macht der akute Magenkatarrh mehr als die Hälfte aller Magenleiden aus; anders verhalten sich nur das Voigtland und die Gegend Mihla-Molschleben; sehr zurück tritt in den Thüringer Statistiken das Magengeschwür, während es im Medizinalbezirk Meissen etwas über 6 Prozent beträgt, ein noch höherer Prozentsatz, als wie ihn dies Leiden in den Krankenhäusern des deutschen Reichs zeigt. Die Zahlen selbst sind:

	Schmalkalden	Apolda	Mihla-Molschleben	Mediz.-Bezirk Meissen	Krankenkäuser d. Deutschen Reichs 1877
Akuter Magenkatarrh	1048	545	224	4323	14441
Chronischer Magenkatarrh	365	274	302		4645
Magenkrampf	319	171	81	1656	1195
Magengeschwür	42	6	—	395	1160
Summa	1774	996	607	6374	21441

in Verhältnisszahlen, die Summe jedesmal = 10000 gesetzt:

	Schmalkalden	Apolda	Mihla-Molschleben	Mediz.-Bezirk Meissen	Krankenhäuser d. Deutschen Reichs 1877
Akuter Magenkatarrh	5908	5473	3691	6782	6735
Chronischer Magenkatarrh	2057	2746	4976		2166
Magenkrampf	1798	1719	1333	2599	558
Magengeschwür	237	63	—	619	541

Todesfälle treffen auf Mihla-Molschleben 3 i. e. 0,49 %, auf Schmalkalden nur 1 i. e. 0,06 %; von den 21441 Patienten der Krankenhäuser des deutschen Reichs starben 319 i. e. 1,48 % und zwar starben an akutem Magenkatarrh 56 i. e. 0,32 %, an Magenkrampf 15 i. e. 1,25 %, an chronischem Magenkatarrh 111 i. e. 2,39 %, an Magengeschwür 137 i. e. 11,10 % der daran leidenden. Ist die Sterblichkeit der eben betrachteten Leiden in der Spitalpraxis grösser, als in der privatärztlichen Praxis, so ist's umgekehrt mit ihrer Häufigkeit in Rücksicht auf die Gesammtkrankenzahl; im Wiener allgemeinen Krankenhause machen sie nach Haller nur 3,3 % der Aufnahmen aus, in den Krankenhäusern des deutschen Reichs 1877 etwas mehr, 5,29 %, und nun vergleiche man damit andere Angaben, u. a. bei Hirsch (II. p. 191), der nach Huss anführt, dass in einzelnen Gegenden Schwedens jeder 3. oder 5. in ärztliche Behandlung tretende an Magenübeln leidet. Ganz so schlimm steht's nun bei uns nicht: von den oben angeführten 9802 Fällen bleiben zum Vergleich übrig 9303 und machen diese von den überhaupt registrirten 108453 Einzelfällen 858 $^0/_{000}$ aus; als ein Beweis, dass diese Zahl den wirklichen Verhältnissen sicher sehr nahe kommt, mag angeführt sein, dass unter den 32283 Einzelfällen des Jahres 1876, 2756 solcher Leiden notirt sind i. e. 854 $^0/_{000}$. Häufiger als in Thüringen sind diese Leiden im Medicinalbezirk Meissen, 6374 : 58466 i. e. 1090 $^0/_{000}$, seltener dagegen unter der wohlhabenden und sich besser, mehr von Fleisch nährenden, Bevölkerung der norddeutschen Küste 677 : 9386 = 721 $^0/_{000}$. Die Ansicht, die Lombard (Cl. d. m. p. 88) ohne Zahlenangaben auf Grund rein theoretischer Betrachtungen ausspricht, dass im Thale die Magenleiden häufiger seien, als auf den Bergen, wird durch unsere Zahlen vollauf gekräftigt; von obigen 9303 Einzelfällen treffen auf:

	Absolute Zahl	Verhältnisszahl auf 10000 Kranke
Gebirge	1478	695
Becken	2347	952
Voigtland	2699	921
Werrathal	598	811

Die andern Statistiken ergeben folgende Zahlen:

Mihla-Molschleben . . . . 607 = 1082 $^0/_{000}$
Schmalkalden . . . . 1774 = 1051 $^0/_{000}$
Apolda (mit Einrechnung von 158 Fällen von
Dyspepsie und 18 Fällen Gastritis) . . . . 1272 = 608 $^0/_{000}$

In Eschwege machen nach Schreiber Gastroataxia mit Febris gastrica 68, Gastrodynia und Enterodynia 36 pro mille der Krankheit aus, zusammen also 1040 ‰. — Leider ist die Betheiligung der Stadtärzte an Herbeischaffung des statistischen Materials viel, viel geringer gewesen, als die der Landärzte, beispielsweise ist Thüringens grösste Stadt Erfurt, desgl. Altenburg, während der Jahre 1874—1876 durch keinen vertreten, andere, obwohl ihrer 10 und mehr Aerzte darin sind, nur durch einen. So ist ein Vergleich zwischen Stadt und Land in Bezug auf Häufigkeit der Magenleiden ein prekäres Ding, nimmt man aber die Beiträge von Kollegen mit vorwiegender Stadtpraxis und stellt die dadurch gewonnenen Zahlen den Zahlen der Gesammtheit gegenüber, so wird sich immerhin ein etwa vorhandener grosser Unterschied dennoch bemerklich machen. Die kontribuirenden Kollegen von Apolda, Weimar, Eisenach, Meiningen, Nordhausen, Langensalza hatten während der Jahre 1874—1876 unter 35101 Einzelfällen 3300 Fälle von Magenleiden in Behandlung i. e. 940 ‰, mit andern Worten: die Magenleiden sind in den Städten fast 1 % häufiger als im Gesammtdurchschnitt.

An die Magenleiden schliessen sich an die durch Leiden des Darmkanals bedingten: Brechdurchfall und Diarrhoe; es sind diese schon auf dem Fragebogen des Jahres 1873 gezählt und stehen zum Vergleiche mit unseren 8266 Krankheits- mit 179 Todesfällen zur Verfügung: 224 Diarrhoen des Nordseeküstenlandes und 3985 ebensolche des Wiener Krankenhauses:

		I.	II.	III.	IV.	V.	VI.	VII.	VIII.	IX.	X.	XI.	XII.
Absolute Zahlen	Thüringen 8266	231	160	172	218	400	678	1556	2273	1282	625	362	309
	Norddeutsche Küste 224	9	4	7	3	11	18	13	42	58	32	15	12
	Wiener Krankenhaus 3985	265	321	285	255	237	273	416	516	435	405	310	267
Verhältnisszahlen, die Summe jedesmal = 1200	Thüringen	57	23	25	33	58	98	226	329	186	90	53	45
	Norddeutsche Küste	48	21	37	16	51	96	70	225	311	171	80	64
	Wiener Krankenhaus	79	97	86	77	74	82	115	158	131	122	93	80

Die 179 Todesfälle vertheilen sich folgendermassen:

	I.	II.	III.	IV.	V.	VI.	VII.	VIII.	IX.	X.	XI.	XII.
Absolute Zahlen 179	4	6	2	1	8	9	37	65	20	13	7	7
Verhältnisszahlen 179 = 1200	26	40	13	7	53	60	247	434	134	87	46	46

Taf. II. — Kurve 7.

Auch hier wieder stimmt das Ergebniss der Spitalpraxis nicht mit dem der Privatpraxis überein: in ersterer sind die Schwankungen der einzelnen Monate sehr viel geringer, der Kurvengipfel viel flacher und fällt Minimum, wie Maximum, auf andere Monate. Für das

Nordseeküstengebiet und Thüringen kommen ganz ausserordentliche Schwankungen des Monatsverlaufes vor und bemerkenswertherweise fast dieselben Maximalzahlen und nur wenig auseinandergehende Minimalzahlen; der Kurvengipfel ist sehr steil, fällt in beiden Gegenden einen Monat später, als das Temperaturmaximum, also auf August resp. September; ebenso fällt das Minimum der Krankenzahl einen und zwei resp. drei Monate zeitlich hinter das Temperaturminimum, genau dem Verlaufe der Bodentemperatur folgend. Die zwei differentesten Gruppen Thüringens, das Gebirge wie das Becken, haben, wie aus der Kurve und der beistehenden Zahlenreihe ersichtlich, genau denselben zeitlichen Verlauf dieser Krankheiten.

		I.	II.	III.	IV.	V.	VI.	VII.	VIII.	IX.	X.	XI.	XII.
Absolute Zahlen	Gebirge 1006	45	32	23	42	59	76	154	219	184	69	62	41
	Becken 1152	59	23	24	39	51	118	224	274	171	78	52	45
Verhältnisszahlen, die Summe = 1200	Gebirge	53	38	26	50	70	91	184	261	218	82	74	49
	Becken	61	24	25	41	53	123	233	288	178	81	54	47

Brechdurchfall und Diarrhoe — abgesehen von den bei Säuglingen vorkommenden — enden bei uns im Durchschnitt nur in 2,17 % der Fälle tödtlich, auf dem Walde noch seltener, nur in 0,89 %, und auch im Thüringer Becken nur in 1,13 %. Die Todesfälle sind noch mehr, als die Erkrankungsfälle, auf die drei wärmsten Monate zusammengedrängt; so treffen auf Juni, Juli und August 54 Prozent der Erkrankungs- und 68 Prozent der Sterbefälle, auf die vier ersten Monate des Jahres treffen 9 Prozent der Krankheits- und nicht ganz 8 Prozent der Sterbefälle. — Was endlich die Häufigkeit von Brechdurchfall und Diarrhoe anlangt, so finden sich 4809 Fälle davon unter den 108453 Einzelfällen der Gesammtmorbidität i. e. 443 ‱, mit Schwankungen in den einzelnen Gruppen, wie nebenstehend:

	Absolute Zahlen	Von 10000 überhaupt Kranken litten daran
Gebirge	991	466
Becken	1106	448
Voigtland	1315	449
Werrathal	259	351

Am häufigsten sind mithin diese Krankheiten auf den höher gelegenen Orten, wie dies ähnlich Lombard (cl. d. m. p. 89) nach Berichten einzelner, in Höhenlagen praktizirender Aerzte behauptet; am seltensten im Werrathale; aber sehr viel seltener, als bei uns, ist ihr Vorkommen an der Nordseeküste; sie betragen dort nur 239 ‱ (224 : 9386), ein Prozentsatz, der, um strikt mit unseren verglichen werden zu können, noch um den nicht unbeträchtlichen Antheil, den die Kinder unter 1 Jahr daran haben, verringert werden müsste.

Der Fragebogen des Jahres 1876 zählt ausser Magen- und Darmleiden noch Bauchfellentzündung und Leberleiden; letztere finden sich unter den 32283 Einzelfällen 130 mal, i. e. 40 ‱, notirt, fast denselben Prozentsatz zeigt die Statistik von Mihla-Molschleben, 44 ‱,

(31:5518 Hepatitis und Icterus simplex), etwas seltener sind diese Leiden in der Eschweger Statistik, wo die drei Rubriken Icterus, Hepatitis und Hepatolithiasis zusammen 30 $^0/_{000}$ der Gesammtmorbidität ausmachen, noch seltener aber in der Statistik von Apolda und Schmalkalden, wo sie im Verhältniss von 59:20911 resp. 31:16884 oder in Verhältnisszahlen von 28 resp. 19 $^0/_{000}$ vorkommen; sehr viel häufiger, als bei uns in Thüringen, erscheinen Leberleiden im Medizinalbezirke Meissen; sie sind unter 58466 Einzelfällen 965 mal registrirt i. e. in 165 $^0/_{000}$, sie wären demnach dort mehr als viermal so zahlreich vertreten; in der Morbiditätsstatistik der deutschen Krankenhäuser für 1877 machen sie 57 $^0/_{000}$ aus, also eine der unserigen näher stehende Zahl. — Peritonitis wird unter den 32283 Krankheitsfällen des Jahres 1876 130 mal notirt, i. e. 40 $^0/_{000}$, in Schmalkalden und Apolda erscheint sie noch seltener, 75:20911 = 35 $^0/_{000}$ resp. 51:16884 = 30 $^0/_{000}$, während auch hier wieder der Medizinalbezirk Meissen einen höheren Prozentsatz hat, 346:58466 = 59 $^0/_{000}$. Unter den 9386 Einzelfällen der norddeutschen Küstengegend ist Bauchfellentzündung nur dreimal notirt, ihr Vorkommen dort also mehr als zehnmal seltener als bei uns; während des Jahres 1877 nahmen die Krankenhäuser des deutschen Reichs 1836 daran leidende auf, i. e. 47 $^0/_{000}$.

Allgemeiner ärztlicher Ansicht zufolge stehen die Leiden der Respirationsorgane örtlich wie zeitlich im Gegensatze zu den Leiden der Unterleibsorgane; sehen wir, ob sich an unseren Zahlen etwas Aehnliches nachweisen lässt.

Von Kehlkopfskatarrh, akutem wie chronischem, incl. Croup — um mit dem obersten Theile der Luftwege zu beginnen — wurden in den Jahren 1874 und 1875 beobachtet 5649 Krankheits- mit 212 Todesfällen; zur Gegenüberstellung ist leider kaum Material vorhanden, in der Nomenklatur des im Medizinalbezirk Meissen benutzten Schemas fehlt Kehlkopfskatarrh ganz, und an der norddeutschen Küste kamen unter den 9386 Einzelfällen nur 42 Fälle von Kehlkopfsleiden vor, eine zu dürftige Zahl, um daraus Schlüsse ziehen zu können! Die monatsweise Vertheilung ist folgende:

		I.	II.	III.	IV.	V.	VI.	VII.	VIII.	IX.	X.	XI.	XII.
Absolute Zahlen	Gesammt-Thüringen	506	566	488	417	481	445	363	317	391	451	571	643
	Nordseeküste	3	4	7	4	4	1	2	5	1	2	5	4
Verhältniss-Zahlen, Summe = 1200	Gesammt-Thüringen	106	120	104	88	102	93	77	69	83	96	123	137
	Nordseeküste	86	114	200	114	114	29	57	143	29	57	143	114

und gesondert für Gebirge und Becken 1177 (+ 46) resp. 1151 (+ 29):

		I.	II.	III.	IV.	V.	VI.	VII.	VIII.	IX.	X.	XI.	XII.
Absolute Zahlen	Gebirge	98	122	131	104	90	87	63	67	70	81	122	142
	Becken	112	134	112	79	96	105	78	67	62	99	98	109
Verhältnisszahlen, Summe = 1200	Gebirge	100	124	133	106	91	89	64	68	71	83	124	144
	Becken	116	139	116	82	100	109	81	69	65	103	102	114

Die 212 Todesfälle Gesammt-Thüringens vertheilen sich auf die Monate:

	I.	II.	III.	IV.	V.	VI.	VII.	VIII.	IX.	X.	XI.	XII.
Absolute Zahlen	15	18	23	17	9	15	12	7	21	25	23	27
Verhältnisszahl 212 = 1200	85	102	130	91	51	83	68	39	119	144	130	153

Taf. II. — Kurve 8.

Das Minimum der Erkrankungen wie der Sterbefälle trifft für den Durchschnitt Thüringens auf den August, einen Monat später als das Temperaturmaximum, und steigt von diesem Punkte aus die Kurve ziemlich steil bis zum Maximum, das für Krankheits- wie Sterbefälle im Dezember, einen Monat vor dem Temperaturminimum erreicht wird; auffallend ist der starke Rückgang der Zahl der Erkrankungen im Januar — im Gebirge am schärfsten ausgeprägt —; es fällt dann mit einzelnen interkurrenten Erhebungen die Kurve der Erkrankungen wieder bis zum August hin ab, während die Sterblichkeitskurve viel unregelmässiger, durchaus nicht sich der Krankheitskurve anschliessend, verläuft; im Gebirge fällt Temperaturmaximum mit dem Minimalstande zusammen im Juli, das Maximum dieser gleichfalls auf den Dezember, während es im Thüringer Becken auf den Februar fällt und das Minimum auf den September. Die Tödtlichkeit der Kehlkopfsleiden beträgt im Durchschnitt 3,76 % (212 : 5639) und ist sie im Gebirge etwas grösser 3,91 % (46 : 1177), auffallend niedriger im Thüringer Becken, nur 2,52 % (29 : 1151), während die Spitalmortalität ganz auffallend hoch ist: von den im Jahre 1877 in den Krankenhäusern des deutschen Reichs behandelten 1971 Patienten starben 168 d. h. 8,53 %. Die verschiedene Sterblichkeit der Kehlkopfsleiden wird zum grossen Theile wohl bedingt durch die verschiedene Häufigkeit des Croups unter diesen; in den Krankenhäusern des deutschen Reichs 1877 betrug dieser 18 % aller Kehlkopfsleiden. Für unser Gebiet kann man an der Hand des Fragebogens des Jahres 1876, der zwischen akutem und chronischem Kehlkopfskatarrh, wie Croup, unterscheidet, Folgendes bemerken:

	Gesammt-Thüringen	Gebirge	Becken	Voigtland	Werrathal
Akuter Kehlkopfskatarrh .	1919	186	456	354	294
Chronischer Kehlkopfskat.	359	30	79	134	27
Croup	123	11	15	34	10
Summa	2401	227	550	522	331

oder in Verhältnisszahlen, die Summe jedesmal = 1000 gesetzt:

	Gesammt-Thüringen	Gebirge	Becken	Voigtland	Werrathal
Akuter Kehlkopfskatarrh .	799	819	829	678	888
Chronischer Kehlkopfskat.	150	133	144	257	82
Croup	51	48	27	65	30

Während an der norddeutschen Küste Kehlkopfsleiden verhältnissmässig selten zu sein scheinen, noch nicht ein halbes Prozent der Gesammtkrankenzahl ausmachen (42 : 9836), treten sie bei uns sehr viel häufiger auf: in Mihla-Molschleben betragen sie 179 $^0/_{000}$ (99:5518), in Apolda 203 $^0/_{000}$ (425 : 20911), in Schmalkalden 239 $^0/_{000}$ (404:16884); noch viel zahlreicher, als in diesen Spezialstatistiken, erscheinen sie in unserer Gesammtstatistik, wo sie unter 108453 Einzelfällen 5264 mal notirt sind i. e. 485 $^0/_{000}$, wesentlich höher noch, als im Durchschnitt, ist ihre Häufigkeit auf dem Rücken und Abhang des Thüringer Waldes, nämlich 547 $^0/_{000}$ (1164 : 21275) und im Werrathale 531 $^0/_{000}$ (392 : 7373), etwas geringer im Voigtlande 459 $^0/_{000}$ (1348 : 29305) und bedeutend geringer im Becken 428 $^0/_{000}$ (1057 : 24662); in der Spitalstatistik nehmen diese Leiden nur einen geringen Rang ein, machen beispielsweise im Jahr 1877 in den Krankenhäusern des deutschen Reichs nur 47 $^0/_{000}$ der Aufnahmen aus; den geringsten Prozentsatz von Kehlkopfsleiden aber finden wir in den Zahlenangaben Köstlin's*) für Stuttgart — allerdings nur nach den Ergebnissen der Armenpraxis, in der die mittleren Lebensalter verhältnissmässig weniger vertreten sind — von 12642 Patienten litten daran nur 39 d. h. 31 $^0/_{000}$.

Auf die Rubrik Kehlkopfsleiden folgt im Formular der Jahre 1874 und 1875 die weitere Rubrik: akuter und chronischer Lungenkatarrh incl. Emphysem; es sind hier 8405 Erkrankungen mit 230 Todesfällen aufgezeichnet und liegt auch ein ziemlich beträchtliches Vergleichsmaterial vor: 14985 Einzelfälle der Wiener Spitalstatistik, 4761 solcher aus dem Medizinalbezirke Meissen, 1250 solcher aus Stuttgart nach Köstlin l. c., endlich 415 solcher von der Nordseeküste.

Die Zahlen sind:

A. Absolute Zahlen.

	I.	II.	III.	IV.	V.	VI.	VII.	VIII.	IX.	X.	XI.	XII.
Gesammt-Thüringen . .	747	918	1171	890	976	675	538	381	380	522	594	613
Nordseeküste	20	30	51	35	38	40	16	9	16	15	74	71
Wien	1926	1413	1610	1522	1439	1072	1019	929	771	931	1119	1234
Stuttgart	179	173	153	112	81	57	39	40	33	69	145	170
Meissen	501	476	566	569	442	333	310	257	294	345	295	373

B. Verhältnisszahlen (die Summe jedesmal = 1200).

	I.	II.	III.	IV.	V.	VI.	VII.	VIII.	IX.	X.	XI.	XII.
Gesammt-Thüringen . .	108	131	167	127	139	96	77	54	54	74	77	87
Nordseeküste	58	87	147	101	109	116	47	26	47	43	214	205
Wien	154	113	129	122	115	86	82	74	62	75	89	98
Stuttgart	171	166	147	107	77	54	36	38	32	66	139	163
Meissen	126	119	143	144	111	84	78	65	74	89	74	95

*) Zur Statistik und Aetiologie des Bronchitis, Pneumonie und Brechruhr in Band VI. p. 332—355 des Archivs des Vereins f. gem. Arbeiten zur Förderung der wissenschaftlichen Heilkunde.

Die 230 Todesfälle vertheilen sich auf die Monate:

	I.	II.	III.	IV.	V.	VI.	VII.	VIII	IX.	X.	XI.	XII.
Absolute Zahlen Summe = 230	26	25	24	15	22	16	17	11	9	15	25	25
Verhältnisszahlen 230 = 1200	136	130	125	78	115	80	81	50	47	78	130	130

Haller abstrahirt aus seinen Zahlen: „Die Katarrhe der Athmungsorgane kulminiren im Januar, vermindern sich merklich im Februar, erfahren aber im März eine abermalige, wenn auch nur unbedeutende Steigerung, um vom April an, den Mai hindurch langsam, vom Juni an rascher zu sinken und im September den geringsten Stand einzunehmen, der vom Oktober bis zu Ende des Jahres mässig, aber stetig emporwächst.“ Das wesentlichste am Verlaufe der Wiener Kurve dürfte sein: Krankenmaximum und Temperaturminimum fallen zusammin einem Monat, Minimalstand der Kranken fällt einen Monat später als das Temperaturmaximum; ebenso ist's mit der Stuttgarter Statistik, nur dass hier die monatsweisen Schwankungen bedeutend grösser sind und schon im November eine beträchtliche Krankenzunahme zu bemerken ist; an der norddeutschen Küste fällt Minimum wie Maximum der Krankenzahl einen Monat früher, als der höchste resp. tiefste Stand der Temperatur, und dem Novembergipfel folgt ein zweiter, allerdings nicht so hoher im März. Die kleinen Zahlen der hier benutzten Statistik (415) kann man hier nicht einwerfen, da sich genau dasselbe nachweisen lässt an 689 Bronchialkatarrhen, die im Jahre 1857 von sechs Aerzten Lüneburgs*) — von der Nordsee in der Luftlinie 17, von der Ostsee nur 13 Meilen entfernt — beobachtet wurden: Maximum der Erkrankungen im November 113 i. e. fast $^1/_6$ aller Fälle, Minimum im Juli und August, eine Steigerung auf 75 im Mai, etwas Aehnliches ferner an 1109 Fällen von Bronchialkatarrh beobachtet in Kiel**): Maximum im November und Dezember, Minimum im August und September. — Und wieder anders ist der Verlauf des Lungenkatarrhs in Thüringen: auf den März (der im Nordseeküstenlande einen zweiten niedrigeren Gipfel zeigte) fällt das Maximum der Erkrankungen, während das Minimum dieser mit dem Temperaturmaximum zusammen auf den Juli fällt und im August noch ziemlich gleich bleibt; fast dasselbe zeigt sich auch im Gebirge und im Becken, nur mit etwas grössern Schwankungen nach oben und unten:

---

*) Morbiditätsstatistik für das Jahr 1857 im Arch. des Ver. f. gem. Arb. zur Förderung der ges. Heilkunde. Bd. V. p. 190 ff.

**) Morbiditätsstatistik des Jahres 1858 im Archiv d. Ver. f. gem. Arb. zur Förderung der ges. Heilkunde. Bd. V. p. 449 ff.

		I.	II.	III.	IV.	V.	VI.	VII.	VIII.	IX.	X.	XI.	XII.
Absolute Zahlen	Gebirge Summe = 2085	207	239	305	268	269	154	97	79	94	149	102	122
	Becken Summe = 1601	151	180	231	165	149	116	122	80	71	85	126	125
Verhältn.-Zahlen, Summe = 1200	Gebirge	119	137	175	153	154	88	55	45	54	86	58	70
	Becken	113	135	173	124	111	87	91	59	53	57	94	94

Ferner ist im Becken die Krankenzahl des August ein klein wenig geringer als im Juli, und im Gebirge sinkt diese erst vom Mai ab rascher.

Taf. II. — Kurve 9.

Taf. II. — Kurve 10.

Was bedingt diese auffallenden Verschiedenheiten des monatlichen Verlaufs in den verschiedenen Gegenden Deutschlands? Was diesen flachen fast auf fünf Monate vertheilten Kurvengipfel der Stuttgarter Statistik, was diesen ganz steilen der norddeutschen Küste, den ähnlich steilen, aber auf andere Monate fallenden Thüringens? Eine Antwort darauf vermag ich nicht zu finden. — Für unsere Gegend fallen Morbiditäts- und Mortalitätskurve nur im Minimalstande, im Juli und August zusammen, verlaufen sonst vollkommen verschieden, es steigt die Sterblichkeit schon im November beträchtlich, steigt bis Januar und beginnt dann schon zu sinken. Die 230 Todesfälle entsprechen einer Sterblichkeit von 2,73 $^0/_0$, von den 2085 Kranken des Gebirges starben 51 i. e. 2,45 $^0/_0$, von den 1601 Patienten im Becken dagegen 44 i. e. 4,74 $^0/_0$, es ist mithin die Tödtlichkeit dieser Leiden im Gebirge geringer als in der Ebene, also dasselbe Verhältniss auch hier wie bei den Krankheiten der Respirationsorgane der Kinder. Im Medizinalbezirk Meissen war die Sterblichkeit der an akutem und chronischem Lungenkatarrh leidenden 2,98 $^0/_0$ (142 : 4761). — Wie bei Magenleiden, und ebenso den Kehlkopfsleiden der akute Katarrh viel zahlreicher vorkommt als der chronische, so bei den Lungenleiden auch der akute Katarrh; die Zahlen des Jahres 1876 sind darüber folgende:

	Gesammt-Thüringen	Gebirge	Becken	Voigtland	Werrathal
Akuter Bronchialkatarrh . .	1898	280	184	350	259
Chronischer Bronchialkatarrh incl. Emphysem u. Influenza	708	185	106	168	63
Summa	2606	465	290	518	322

oder in Verhältnisszahlen, die Summe jedesmal = 1000 gesetzt:

	Gesammt-Thüringen	Gebirge	Becken	Voigtland	Werrathal
Akuter Bronchialkatarrh . .	729	602	635	676	804
Chronischer Bronchialkatarrh incl. Emphysem u. Influenza	271	398	365	324	196

Dasselbe Verhältniss des Ueberwiegens der akuten Katarrhe ist in den andern Statistiken bemerkbar, nur die Spitalstatistik giebt andere Resultate: in den Krankenhäusern des deutschen Reichs waren 1877 an akutem Bronchialkatarrh (Bestand und Zugang) leidende vorhanden 9369, an chronischem Bronchialkatarrh und Emphysem leidende 11557, d. h. auf 1000 reduzirt, 448 akute Katarrhe gegen 552 chronische; da letztere (vor allen die Emphyseme) eine höhere Sterblichkeit besitzen, wird auch die Mortalität der Rubrik Bronchitis in Krankenhäusern beträchtlicher, so in den Krankenhäusern des deutschen Reichs 1877 — 5,59 $^0/_0$.

In unmittelbarer Nähe der Küste scheinen Bronchialleiden verhältnissmässig selten zu sein, machen in der hier ständig zum Vergleich benutzten Statistik nur 442 $^0/_{000}$ des Gesammtkrankenstandes aus, bei uns in Thüringen dagegen im Durchschnitt 748 $^0/_{000}$ (8117:108453). Les catarrhes pulmonaires aiguës deviennent plus fréquents à mesure que l'on s'élève du fond des vallées sur les montagnes environnantes, les documents, que j'ai réunis sont à peu près unanimes sur ce point, sagt Lombard (cl. d. m. p. 83) und seine Ansicht wird, soweit bei den geringen Höhenunterschieden, die bei uns vorkommen, dies möglich ist, vollkommen bestätigt: es macht der Lungenkatarrh im Becken nur 574 $^0/_{000}$ der Gesammtmorbidität (1416:24662) aus, am Südfusse des Thüringer Waldes, im Werrathale, 677 $^0/_{000}$ (499:7373), im Voigtlande schon 713 $^0/_{000}$ (2090:29305) und in der eigentlichen Gebirgsregion 916 $^0/_{000}$, noch höher ist der Prozentsatz in der Schmalkaldener Statistik 3808:16884 = 2315 $^0/_{000}$ und auch in Apolda recht hoch 913 $^0/_{000}$ (1901:20911), ebenso in Mihla-Molschleben 869 $^0/_{000}$ (480:5518); im Medizinalbezirk Meissen litten an akutem und chronischem Lungenkatarrh 4761 = 814 $^0/_{000}$, doch ist wohl im Auge zu behalten, dass von all den angeführten Vergleichszahlen ein sicher nicht unbeträchtlicher Theil abzuziehen ist für die in diesen mit inbegriffenen Kinder unter 1 Jahr, die ja bei uns als besondere Rubrik klassifizirt sind (nur im Medizinalbezirk Meissen findet sich eine ähnliche Rubrik: Luftröhrenentzündung der Kinder); dass eine Verschiebung des Verhältnisses der Altersklassen auch in einer Verschiebung des Prozentverhältnisses dieser Leiden sich ausspricht, dürfte auf der Hand liegen und kann deshalb die Zahl Köstlin's, da seiner eigenen Angabe nach (a. a. O. p. 333) die Altersklassen von 15—25 oder 30 Jahren unter seinen Kranken wenig vertreten sind, nicht mit unseren Zahlen verglichen werden: er hat für Bronchialleiden den grossen Prozentsatz von 2314 $^0/_{000}$. — Lombard sagt bei Schilderung des Krankheitscharakters der Gebirgsbevölkerung (cl. d. m. p. 98): l'on comprend que des attaques répetées du même mal puissent le transformer d'aigu en chronique, tel est en effet le résultat de l'observation qui signale les catarrhes prolongées comme l'une des maladies les plus habituelles chez les montagnards qui ont atteint un certain âge, und in der That ist auch nach unseren Zahlen der chronische Katarrh auf den höher gelegenen Beobachtungsstationen häufiger, als im Durchschnitt und den tiefer gelegenen Stationen. Ueber die Häufigkeit des Lungenemphysems fehlen uns leider Zahlen, in Schmalkalden scheint es seltener zu sein, als im tiefer gelegenen Apolda, während man doch das Umgekehrte annehmen möchte, wie es z. B. auch bei den von mir in meiner — allerdings erst $1^1/_2$ Jahr umfassenden — Praxis in stark bergiger und verhältnissmässig hoch gelegener Gegend (400—700 Meter) der Fall ist: von 529 Fällen treffen auf Lungenemphysem 130, auf Bronchialkatarrh 399, also auf 1000 reduzirt 246 resp. 754, in Schmalkalden ist das Verhältniss 42 : 958, in Apolda 69 : 931, in Stuttgart 80 : 920, in Kiel 66 : 934; grössere Statistiken müssen hier erst beschafft werden, ehe gültige Sätze formulirt werden können.

Hieme morbi laterales, pulmonum inflammationes, lautet ein alter Hippokratischer Lehrsatz, an dessen Wahrheit — auch für unser nördliches und kontinentales Klima — nicht nur noch im vorigen Jahrhundert, z. B. durch van Swieten, sondern auch noch in manchen neueren Handbüchern der Pathologie festgehalten wird. Sehen wir, was dem gegenüber unsere Zahlen lehren: Pneumonie incl. Pleuritis ist im Fragebogen vom Jahre 1873 an gezählt, und sind während dieses wie der beiden folgenden Jahre 6842 Einzelfälle registrirt. Stellen wir diesen gegenüber 341 Pneumonien, die im Spitale zu Venedig Aufnahme fanden — eine Zusammenstellung aus der Heimath des Hippokrates steht mir nicht zur Verfügung — sowie 6127 Fälle aus dem Wiener allgemeinen Krankenhaus, ferner 2043 Fälle aus dem Medizinalbezirk Meissen, endlich 300 der Nordseeküstengegend, so ist die monatsweise Vertheilung folgende:

A. Absolute Zahlen.

	I.	II.	III.	IV.	V.	VI.	VII.	VIII.	IX.	X.	XI.	XII.
Gesammt-Thüringen	450	558	800	778	973	662	437	313	364	406	613	488
Medizinalbezirk Meissen	215	189	226	228	251	170	114	116	117	126	155	137
Wiener Krankenhaus*)	650	575	701	803	830	471	349	245	281	297	439	486
Nordseeküstengegend	37	27	39	24	34	20	14	2	13	9	31	50
Venedig	43	59	40	40	34	19	14	6	7	8	31	40

B. Verhältnisszahlen (die Summe jedesmal = 1200).

	I.	II.	III.	IV.	V.	VI.	VII.	VIII.	IX.	X.	XI.	XII.
Gesammt-Thüringen	79	98	140	136	171	116	76	55	64	71	107	86
Medizinalbezirk Meissen	126	111	133	134	147	100	67	67	68	74	91	80
Wiener Krankenhaus	127	113	138	157	163	92	68	48	55	58	86	95
Nordseeküstengegend	148	108	156	96	136	80	56	8	52	36	124	200
Venedig	151	208	141	141	119	67	49	21	24	28	109	141

*) Für den Leser, der die Zahlen bei Haller im Original nachsieht, sei bemerkt, dass sich bei ihm für Februar ein unkorrigirter Druckfehler eingeschlichen hat.

Für Gebirge und Becken ist die monatliche Vertheilung folgende, für ersteres ist die Summe 1277, für letzteres 977:

		I.	II.	III.	IV.	V.	VI.	VII.	VIII.	IX.	X.	XI.	XII.
Absolute Zahlen	Gebirge	108	111	178	212	178	102	55	55	62	49	87	80
	Becken	71	114	148	103	110	85	72	47	46	45	62	74
Verhältnisszahlen Summe = 1200	Gebirge	101	109	165	199	165	96	52	52	58	46	82	75
	Becken	87	140	182	165	135	104	88	58	57	56	78	90

Die 650 Todesfälle vertheilen sich auf die Monate folgendermassen:

	I.	II.	III.	IV.	V.	VI.	VII.	VIII.	IX.	X.	XI.	XII.
Absolute Zahlen	40	65	73	65	94	58	37	27	33	59	56	43
Verhältnisszahlen Summe = 1200	74	120	135	120	172	107	68	49	61	109	103	79

Taf. II. Kurve XI.

Taf. III. — Kurve XII.

Die Pneumoniekurven im Kontinentalklima verlaufen viel gleichmässiger, als beispielsweise die des Lungenkatarrhs, das Maximum der Erkrankungen fällt überall auf Mai oder April, das Minimum auf den August, oder es ist doch wenigstens der August nur ein wenig krankenreicher, als das ihm ein oder zwei Monate später folgende Minimum, ebenso ist bei allen Kontinentalkurven im aufsteigenden Theile der Kurve ein einmaliges, in den verschiedenen Gegenden verschieden tiefes Niedersteigen bemerklich, ohne dass aber auch nur annähernd der Minimalstand erreicht wird, in Thüringen vom November zum Dezember und weiter zum Januar, im Medizinalbezirk Meissen einmal vom November zum Dezember und nach neuer Erhebung im Januar, von diesem zum Februar, für die Wiener Spitalstatistik nur vom Januar zum Februar; überall fällt auf das Frühjahr mehr als $^1/_3$ aller Erkrankungen. Wie anders aber ist der Verlauf an der Küste und wie ähnlich wieder an den klimatisch einander, doch mit Ausnahme, dass es eben Seeklima ist, so differenten beiden Gegenden, der Nordseeküste und der Küste der Adria (hier die mittlere Jahrestemperatur 13,10° C.,*) dort nur 7,84° C.); das Minimum fällt auf den August, und steigt die Kurve von hier in ununterbrochener Linie zum Maximum hinan, das für die Nordseeküste auf Dezember, für Venedig auf den Februar trifft; in Venedig fallen auf den Winter fast die Hälfte der Erkrankungen, an der Nordseeküste ein reichliches Drittel**), während im Kontinentalklima auf diese Jahreszeit kaum ein Viertel fällt. Eine Lösung der Frage, warum der Monatsverlauf dieser Krankheit an der Küste anders als im Binnenlande, vermag ich nach dem mir vorliegenden Materiale **nicht** zu finden, ebensowenig warum — genau wie bei den Erkrankungen der Respirationsorgane der Säug-

*) Dove l. c. p. 60.

**) Und ebenso in der oben bereits angeführten Lüneburger Statistik.

linge — für das Thüringer Becken das Maximum der Krankenzahl bereits auf den März, für die Höhe dagegen auf den April fällt. Eine Menge medizinisch-klimatologischer Fragen lassen sich hier wohl aufwerfen, aber nicht beantworten, so z. B. hat die Grösse der Tagesschwankung der Temperatur Einfluss, oder die Grösse der Differenz des Tagesmittels von einem Tage zum anderen, sind diese überall in denselben Monaten gleich? So beträgt z. B. letztere im Mittel in dem 439 M. hoch gelegenen Kaltennordheim für März 1,4°, für April 2,1° C., in dem 759 M. hoch gelegenen Frankenheim dagegen 1,7° resp. 2,73° C., und ist nicht nur das Mittel hier grösser, sondern kommen auch ganz bedeutend höhere Extremzahlen vor. Lombard (Cl. M. I. p. 200) giebt für das 378 M. hoch gelegene Genf für März 2,07, für April 1,96° C., also ein umgekehrtes Verhältniss. Welchen Einfluss hat der Wassergehalt der Luft, resp. die relative Feuchtigkeit? Die Monate, die im Allgemeimen als die mit der geringsten relativen Feuchtigkeit gelten, weisen die grösste Anzahl der Lungenentzündungskranken auf. Nun soll es nach Lombard (cl. d. m. p. 22) im Höhenklima eine mittlere Zone mit grossem Feuchtigkeitsgehalt geben, oberhalb und unterhalb welcher dieser geringer sei; in welcher Höhe liegt diese Zone im mitteldeutschen Gebirgsland, speziell Thüringen, und sind in ihr die Lungenentzündungen seltener, als weiter thalwärts oder höher? Man vergl. Hirsch II. p. 35 § 22. — Im Allgemeinen gilt die Pneumonie als eine Krankheit, die viel häufiger zum tödtlichen Ende führt als Pleuritis; aus unserer allgemeinen Statistik kann — da stets, auch 1876, diese beiden Krankheiten zusammengefasst sind — nichts diese Ansicht bestätigenderes beigebracht werden; von den 6842 Patienten (Pleuritis und Pneumonie zusammen) starben 650 i. e. 9,50 %, und geht die Sterblichkeitskurve der Krankeitskurve (mit Ausnahme einer stärkeren Erhebung ersterer im Oktober) vollkommen parallel. Eine Reihe anderer Statistiken hat Pleuritis und Pneumonie getrennt, und mögen diese Zahlen mit angehängten Sterblichkeitsziffern hier folgen:

Vergleichende Statistik der Morbidität und Mortalität von Pleuritis und Pneumonie.

	Meissen			Schmalkalden			Apolda			Mihla-Molschleben			Nordseeküste			Krankenhäuser des deutschen Reichs			Stuttgart	
	Absolute Zahlen	Verhältnisszahlen, Summa = 1000	Es starben in %	Absolute Zahlen	Verhältnisszahlen, Summa = 1000	Es starben in %	Absolute Zahlen	Verhältnisszahlen, Summa = 1000	Es starben in %	Absolute Zahlen	Verhältnisszahlen, Summa = 1000	Es starben in %	Absolute Zahlen	Verhältnisszahlen, Summa = 1000	Es starben in %	Absolute Zahlen	Verhältnisszahlen, Summa = 1000	Es starben in %	Absolute Zahlen	Verhältnisszahlen, Summa = 1000
Pneumonie	1240	607	10,64	1274	921	10,29	541	817	9,6	357	558	15,9	193	623	14,53	9720	653	20,47	402	730
Pleuritis	803	393	4,19	109	79	5,50	121	183	3,3	283	442	2,4	107	357	1,87	5173	347	7,75	149	270
Zusammen	2043	1000	8,07	1383	1000	9,90	662	1000	8,44	640	1000	10,0	300	1000	10,00	14893	1000	16,73	551	1000

Davon, dass die Pneumonie im Gebirge seltener tödtlich ende — so führt Haller p. 9 aus dem in Tirol sehr hoch gelegenen Wendisch-Matrei an, dass die Sterblichkeit an Pneumonie dort eine „ungewöhnlich“ mässige sei — ist, wenn man die Zahlen Schmalkaldens mit denen Apoldas und Meissens vergleicht, wenig zu bemerken, doch tritt dies auch hervor, wenn man die unserer Statistik zu Grunde liegenden Zahlen mit zum Vergleich benutzt; so starben, gegen 10 % im Nordseeküstenlande; von den 1277 Fällen von Pneumonie und Pleuritis im Gebirge 109 i. e. 8,53 % gegen 9,50 % im Durchschnitt, allerdings ist der Sterblichkeitsprozentsatz im Thüringer Becken ebenfalls recht gering 8,02 % (80 : 977). Ueber die Häufigkeit der Pneumonie in Höhenlagen finden sich bei Lombard u. a. folgende Angaben: (cl. d. m. p. 78 u. 79). Dr. Michon de Chamounix (1051 M.) estime que les pneumonies forment environ le cinquième des maladies qui atteignent les habitants de ces hautes régions... Dr. Uschly de Gessenay a observé que la fréquence des maladies inflammatoires du poumon est en raison directe de la hauteur, c'est ainsi qu'il en a observé un plus grand nombre à Gsteig (1200 M.) et à Laussen (1260 M.) qu'à Gessenay (1023 M.), les pleurésies ne sont point rares dans ces régions... endlich Dr. Luffer d'Altorf (504 M.) considère la pneumonie comme devenant plus fréquente et plus franchement inflammatoire à mesure, que l'on s'élève des bords du lac des Quatre-Cantons à la région alpestre et de celle-ci à la région alpine.*) Im Gegensatz dazu, wie selten scheinen Pneumonie und Pleuritis im nordwestdeutschen Tieflande vorzukommen: in Lüneburg machen sie nur 125 $^0/_{000}$ der Gesammtmorbidität aus, und in der ständig hier zum Vergleich benutzten Statistik 319 $^0/_{000}$ (300 : 9386) — ein Prozentsatz, der fast ebenso in der Zahlenreihe des Medizinalbezirks Meissen 2043 : 58466 = 348 $^0/_{000}$ und der Apoldas 662 : 20911 i. e. 316 $^0/_{000}$ wiederkehrt. In den Krankenhäusern des deutschen Reichs machen diese beiden Krankheiten zusammen 359 $^0/_{000}$ der Aufnahmen aus, beträchtlich weniger im Wiener allgemeinen Krankenhaus 270 $^0/_{000}$ und nur noch 140 $^0/_{000}$ im Venediger Spitale. Von den oben in Bezug auf monatsweises Vorkommen verglichenen 6842 Fällen unserer Statistik bleiben zu einem Vergleich mit der Gesammtmorbidität übrig 4630, d. h. sie betragen davon 427 $^0/_{000}$, also ein Prozentsatz, der bedeutend höher ist, als der der Küste, oder der in nicht gebirgigen Gegenden beobachtete, und wieder bedeutend überragt wird dieser von der Verhältnisszahl, wie sie auf dem Rücken und Abhang des Thüringer Waldes beobachtet wird, beinahe 6 Prozent und in Schmalkalden sogar etwas über 8 % (1383 : 16884 = 819 $^0/_{000}$).

*) und es wird hinzugefügt: quant à la saison, où les fluxions de poitrine sont les plus répandues il fixe l'époque du printemps et il a fait la remarque que ce maladie s'élève avec la fonte des neiges.

Für die einzelnen von uns angenommenen Gruppen ergeben sich folgende Zahlen:*)

	Gesammt-Thüringen	Gebirge	Becken	Voigtland	Werrathal
Absolute Zahlen	4630	1237	959	1178	283
Verhältnisszahlen auf 10000 Kranke überhaupt . . .	427	586	389	402	384

Krieger hat in seinen „ätiologischen Untersuchungen“ (Strassburg 1877) in den beiden Kapiteln: „das Absteigen der entzündlichen Prozesse in den Luftwegen“ p. 87—94 und „das Absteigen nach Jahreszeiten“ p. 94—100 nachzuweisen gesucht, dass die Disposition zu einfachen und kroupösen Entzündungen sich absteigend verhalte in Bezug auf das Alter, den einzelnen Krankheitsfall, wie in Bezug auf die Jahreszeiten, so dass sich zunächst beim Neugebornen Nasenkatarrh zeige, vom zweiten Monate an Bronchialkatarrh, dann Bronchopneumonie, ebenso verhalte sich der Kroup, nur als schwerere Krankheit trete er erst später auf, ebenfalls zunächst als Nasenkroup, dann als Kehlkopfskroup, endlich der genuine, nur bei Erwachsenen vorkommende Bronchialkroup; dasselbe lasse sich nachweisen am zeitlichen Verlaufe dieser Krankheiten während des Jahres: zuerst erhebe sich die Kurve für Diphtheritis und Kroup, erreiche ihr Maximum schon im Oktober, November und Dezember, dann die Bronchitiskurve, während die Pneumoniekurve erst im Frühjahr gipfele. Krieger hat dann als Belag für diese Hypothese eine Reihe diese bestätigender — allerdings meist der Spitalstatistik entnommener — Kurven beigefügt. Für unser Gebiet stimmt, wie dies

Taf. III. — Kurve 13

zeigt, nur insoweit diese Ansicht, als dass allerdings der Kehlkopfskatarrh schon im November und Dezember, der Bronchialkatarrh im März und die Pneumonie im Mai gipfelt, aber die Respirationsleiden der Säuglinge stimmen in keiner Weise damit überein, sie gipfeln nicht, wie man nach Krieger annehmen müsste, schon im November oder Dezember, sondern zusammen mit der Pneumonie, dem Verlauf dieser in den einzelnen Gruppen sogar folgend, und dann, warum gipfelt die Pneumoniekurve des Küstenlandes so ganz anders? fast gleichzeitig mit der des Bronchialkatarrh; es müssen da doch noch andere Verhältnisse mitspielen, so viel Wahres auch an der Krieger'schen Hypothese sein mag; zeigt sich doch etwas Aehnliches auch an den Leiden des Tractus intestinalis, zuerst im Juli erreichen die Magenleiden ihr Maximum, im August erst die des Darms und mit ihnen die Verdauungsleiden der Kinder, die sich auch im folgenden Monate

*) Diese Zahlen genügen hoffentlich, um das Wort Klinger's (über das Vorkommen der entzündlichen Lungenkrankheiten in Baiern, 1874 p. 1) „die Erkrankungshäufigkeit an Pneumonie ist im Ganzen unbekannt“ zu modifiziren resp. ungültig zu machen.

noch ziemlich auf derselben Höhe halten wie im August, während die Zahl der Diarrhoeen der andern Altersgruppen schon beträchtlich gesunken ist.

Zieht man die Monatssummen sämmtlicher bisher betrachteten Leiden der Luftwege einerseits, der Verdauungsorgane anderseits zusammen, so ergeben sich folgende Zahlenreihen:

A. Krankheitsfälle.

		I.	II.	III.	IV.	V.	VI.	VII.	VIII.	IX.	X.	XI.	XII.
Absolute Zahlen	Respirationsleiden Sa. = 23433	1880	2309	2741	2394	2743	2011	1517	1144	1274	1526	1964	1930
	Verdauungsleiden Sa. = 21607	1020	880	869	1080	1550	1993	3137	3817	2659	1863	1420	1319
Verhältnisszahlen, Sa. = 1200	Respirationsleiden	96	118	140	122	140	103	77	58	65	78	100	98
	Verdauungsleiden	56	49	48	60	86	111	174	207	148	103	80	73

B. Todesfälle.

		I.	II.	III.	IV.	V.	VI.	VII.	VIII.	IX.	X.	XI.	XII.
Absolute Zahlen	Respirationsleiden Summa = 1324	99	124	147	123	155	109	84	55	73	117	123	115
	Verdauungsleiden Summa = 524	19	17	10	22	32	39	78	129	64	52	35	27
Verhältnisszahlen, Sa. = 1200	Respirationsleiden	89	112	133	111	140	99	76	49	66	106	111	104
	Verdauungsleiden	43	39	23	50	73	89	179	295	147	119	80	62

Diese Zahlen und die aus ihnen entworfene Kurve

Taf. III. — Kurve 14

zeigen deutlich, dass sich der Einfluss der hohen Temperatur eher geltend macht, nicht so viel Zeit gebraucht, um zur Wirkung zu gelangen, als die Kälte. Auf das Temperaturmaximum im Juli (dem der August ja nur wenig nachsteht) folgt im August die grösste Zahl der Krankheiten des Verdauungskanals, wie ebenso die geringste der Respirationsleiden, auf das Wärmeminimum im Januar folgt das Minimum der an Verdauungsleiden Laborirenden erst im März und das der Krankheiten der Luftwege hält von diesem Monate mit einem kleinen Rückgange im April an bis zum Mai; mag dies nun daran liegen, dass die Wirkung der Kälte erst langsamer zur Geltung kommt oder ihre Wirkung länger anhält.*) Während die Leiden der Verdauungsorgane eine ganz gleichmässig ansteigende und absteigende Kurve zeigen und die Kurve selbst viel steiler ist, zeigen die Krank-

*) Es ist derselbe Verlauf wie bei der Bodentemperatur in 1 Meter Tiefe, deren Maximum gleichfalls einen Monat nach dem Maximum der Luftwärme fällt, deren Minimum aber erst in den März fällt.

heiten der Luftwege eine in mehrfachen Absätzen verlaufende Kurve: sie senkt sich vom November zum Dezember und Januar und vom Märzgipfel zum April, um im Mai wieder die Höhe des März zu erreichen; die Sterblichkeitskurve verläuft für die Verdauungsleiden genau der Krankheitskurve entsprechend, während bei den Respirationskrankheiten vom Oktober bis Januar keine Kongruenz der Kurven besteht, sich vielmehr die bei der Mortalitätskurve des Bronchialkatarrhs beobachtete Differenz auch hier, in der Summe der Respirationsleiden, nachweisen lässt.

Zieht man Vergleiche, wo finden sich Respirationsleiden und wo Verdauungsleiden häufiger? ist hier zwischen dem Gebirge und der Ebene ein durchgreifender Unterschied wahrnehmbar? so ergiebt sich Folgendes: im Nordseeküstenlande machen erstere zusammen (d. i. Kehlkopfskatarrh incl. Kroup, Bronchitis und Emphysem, Pleuritis und Pneumonie) 757 Einzelfälle aus, im Medizinalbezirke Meissen (hier ist zusammengezogen nach der im dortigen Schema benutzten Nomenclatur Kroup, Luftröhrenentzündung der Kinder, Lungenkatarrh, Pneumonie und Pleuritis) 7948 Einzelfälle gegen 901 Fälle von Magenleiden, Brechdurchfall und Diarrhoe an der Küste resp. 10273 im Medizinalbezirke Meissen; von den 108453 Krankheitsfällen unserer Statistik fallen auf die letztgenannten Leiden 17098, auf Respirationskrankheiten 20234 Einzelfälle oder in Verhältnisszahlen auf 10000 Kranke berechnet:

	Gesammt-Thüringen	Medizinalbezirk Meissen	Nordseeküstenland
Respirationsleiden	1866	1359	814
Verdauungsleiden	1577	1757	901

Noch mehr als diese Prozentzahlen versinnlicht beifolgende kleine Flächendarstellung,

Taf. V. — No. 24

wie bei uns in Thüringen die Respirationsleiden in grösserer Zahl vorkommen als in der norddeutschen Tiefebene oder dem Küstengebiete. Es lässt sich dieses Ueberwiegen der Krankheiten des Tractus intestinalis über die der Luftwege auch noch im Thüringer Becken nachweisen im Gegensatz zu all den anderen von uns angenommenen Gruppen, vornehmlich dem Gebirge. Die entsprechenden Zahlen sind:

Summa der Krankheiten der Verdauungsorgane.

	Gesammt-Thüringen	Gebirge	Becken	Voigtland	Werrathal
Akute und chronische Magenleiden incl. Ulcus u. Cardialgie	9303	1478	2347	2699	598
Brechdurchfall und Diarrhoe	4809	991	1106	1315	259
Verdauungsstörungen der Säuglinge	2986	511	638	680	198
Summa	17098	2980	4091	4694	1055
°/₀₀ der Gesammtmorbidität .	1577	1401	1659	1802	1431

Summa der Krankheiten der Athmungsorgane.

	Gesammt-Thüringen	Gebirge	Becken	Voigtland	Werrathal
Akuter und chronischer Kehlkopfskatarrh incl. Kroup. .	5264	1164	1057	1348	392
Akuter u. chronischer Lungenkatarrh incl. Emphysem . .	8117	1949	1416	2090	499
Pneumonie und Pleuritis . .	4630	1237	959	1178	283
Respirationserkrankungen der Säuglinge	2223	580	322	654	86
Summa	20234	4930	3754	5270	1260
‰₀ der Gesammtmorbidität .	1866	2317	1522	1798	1709

oder in Flächendarstellung

Taf. V. — No. 25.

Es ist in dieser für Gesammt-Thüringen, um nicht die anderen Linien zu stören, die Morbidität der betr. beiden Krankheiten in Kreisform eingetragen — den Inhalt des Kreises der Gesammtmorbidität ebenso gross angenommen, wie den Inhalt des die Gesammtmorbidität darstellenden Quadrats. Während für das Voigtland die beiden Quadrate zusammenfallen, ist für das Gebirge das Quadrat der Respirationsleiden bedeutend grösser, als das der Verdauungsleiden, die Differenz schon im Werrathale geringer, und für das Thüringer Becken wird, wie für die norddeutsche Tiefebene, das Quadrat der Verdauungsleiden das grössere.

Auf die Magen- und Darmleiden, auf die Krankheiten der Luftwege folgen im Fragebogen der Jahre 1874 und 1875 die Rheumatismen mit den beiden Rubriken: 1) Gelenkrheumatismus, 2) Rheumatismus und Neuralgie, beides breite Rahmen, in die alles Mögliche eingefügt werden kann und eingefügt wird nach der alten Lehre, dass Rheumatismen jene Leiden sind, qui materiam impellant in quendam partem cum dolore magno, licet in hac non apparuerit antea notabile vitium; wie schwer ist's nicht unter Umständen, manche Neuralgien von Muskelrheumatismus zu unterscheiden, und doch handelt's sich in einem Falle vielleicht um ein Leiden des Zentralnervensystems, im anderen um eine beliebige periphere Veränderung im Muskelparenchym. Im Fragebogen des Jahres 1876 sind Muskel- und Gelenkrheumatismus getrennt aufgeführt, andere Statistiken trennen wieder anders, am einfachsten ist in der Wiener Spitalstatistik gruppirt, wo Haller „Gicht und Rheumatismus“ zusammenfasst und darüber (p. 33) sagt: „dass ich die akuten und chronischen Formen nicht getrennt habe, wird man begreiflich finden, weil ja die letzteren in der Regel nur bei Verschlimmerung die spitalärztliche Hülfe beanspruchen, bedenklicher mag Vielen die gleichzeitige Aufnahme der vieldeutigen Rheumatismen erscheinen.“ Diese Bedenken haben einige Begründung, aber sie verschwinden als vereinzelte diagnostische Irrthümer oder Aushilfsbezeichnungen in der bedeutenden Anzahl der Fälle und werden durch die Verwandtschaft der Krankheitsprozesse gerechtfertigt, und die Statistik des Medizinalbezirks Meissen trennt in „Rheumatismus“ ohne nähere Bezeichnung, „akuten Gelenkrheumatismus“ und „Gicht“, die Neuralgien scheinen in der Rubrik „andere Nervenkrankheiten“ mit zusammengefasst zu sein; im Nordseeküstengebiete finden sich die Rubriken: Rheumatismus acutus, Rheumatismus chronicus, Arthagra, Neuralgie, Ischias, kurz überall andere Eintheilung, sodass kaum ein rechter Vergleich möglich ist; meine Bemühungen, von anderwärts nach allen einzelnen Krankheitsgruppen gesondertes Material in Bezug auf monatsweise Vertheilung zu erlangen, sind bis zur Stunde leider ohne Erfolg geblieben. Die Zahlen der Wiener Statistik sind:

	I.	II.	III.	IV.	V.	VI.	VII.	VIII.	IX.	X.	XI.	XII.
Absolute Zahlen 9923	1088	833	946	778	869	843	764	732	683	713	812	862
Verhältnisszahlen, Summa = 1200	131	101	113	94	105	102	92	88	83	86	98	104

Die Zahlen der Meissener Statistik sind:

		I.	II.	III.	IV.	V.	VI.	VII.	VIII.	IX.	X.	XI.	XII.
Absolute Zahlen	Akuter Gelenkrheumatismus Summa = 455	64	49	42	44	43	28	26	31	16	35	36	41
	Rheumatismus Summa = 1949	207	180	178	184	150	141	148	130	146	165	156	164
Verhältniss-Zahlen, Summa = 1200	Akuter Gelenkrheumatismus	169	129	111	116	113	74	68	82	42	92	95	108
	Rheumatismus	127	111	109	112	92	87	91	80	90	102	96	101

Gelenkrheumatismus ist in unserer Statistik vom Jahre 1873 an gezählt, die andere Rubrik erst vom Jahre 1874 an:

		I.	II.	III.	IV.	V.	VI.	VII.	VIII.	IX.	X.	XI.	XII.
Absolute Zahlen	Gelenkrheumatismus 1894	182	150	162	154	193	162	145	114	127	128	178	199
	Rheumatismus u. Neuralgien 5250	354	266	369	398	490	522	516	449	454	447	484	501
Verhältniss-Zahlen, Summa = 1200	Gelenkrheumatismus	115	95	103	97	122	103	92	72	80	81	112	125
	Rheumatismus und Neuralgien	81	61	84	91	112	119	118	102	103	102	109	114

Auffallen wird sofort Jedem das starke Hervortreten der Rubrik „Rheumatismus und Neuralgien“ in den Monaten Mai bis Juli, in denen gleichfalls noch ein erheblich höherer Prozentsatz von Gelenkrheumatismus vorkommt; um etwas Aehnliches zu finden, muss man weit gehen — die Kurve der Meissener Statistik ergiebt sowohl für Rheumatismus als Gelenkrheumatismus andere Bilder: Ueberwiegen beider in den vier ersten Monaten des Jahres — es findet sich bei Lombard (Cl. M. II. p. 237) die Notiz, dass — in Kamtschatka le plus grand nombre des maladies rhumatismales fut observé entre avril et juin. Die Rubrik: akuter Gelenkrheumatismus ergiebt im Medizinalbezirk Meissen auf 455 Erkrankungs- 10 Sterbefälle = 1,19 %, von unseren

1894 Gelenkrheumatismuskranken starben 28 i. e. 1,45 %, woraus man wohl den Schluss zu ziehen berechtigt sein wird, dass der akute Gelenkrheumatismus bei uns eine bedeutend höhere Mortalitätsziffer hat, als im Medizinalbezirk Meissen; von den 1949 an Rheumatismus leidenden Patienten starb dort einer, bei uns kommen auf 5250 Erkrankungsfälle an Rheumatismus und Neuralgien 7 Todesfälle. Ueber das gegenseitige Häufigkeitsverhältniss von Gelenk- und Muskelrheumatismus mögen folgende Zahlen nach dem Fragebogen 1876 orientiren, die zeigen, dass überall Gelenkrheumatismus dem Muskelrheumatismus an Häufigkeit nachsteht.

	Gesammt-Thüringen		Gebirge		Becken		Voigtland		Werrathal	
	Absolute Zahlen	Verhältn.-Zahlen	Absolute Zahlen	Verhältn.-Zahlen	Absolute Zahlen	Verhältn.-Zahlen	Absolute Zahlen	Verhältn.-Zahlen	Absolute Zahlen	Verhältn.-Zahlen
Gelenkrheumatismus	298	233	20	191	41	189	106	267	37	196
Muskelrheumatismus	981	767	85	809	176	811	291	733	151	804
Summa	1279	1000	105	1000	217	1000	397	1000	188	1000

Rheumatismus im weitesten Sinne gilt allgemein als eine Krankheit des nordischen Klimas, worüber Details sich bei Hirsch I. p. 584 reichlich finden, ebenso bei Lombard (Cl. M. an den verschiedensten Stellen). Von den Angaben des letzteren seien einige hier angeführt, so: dass auf den Faröer (Cl. M. II. p. 61) le rhumatisme sous toutes ses formes, musculaire, articulaire et névralgique, constitue le fond de la pathologie et peut être consideré comme la maladie dominante de ces îles. Für Schweden (Cl. M. II. p. 115) findet sich folgende Zahlenangabe aus der Umgegend des Mälarsees: auf 13070 Kranke 723 an allen Rheumatismusformen zusammen leidende i. e. 553 $^0/_{000}$. Die einzige Ausnahme von der Häufigkeit dieser Leiden im Norden macht nach Lombard Norwegen; Cl. M. II. p. 82 sagt er: il paraît positif, que malgré le froid et l'humidité ce genre de maux n'est pas ainsi répandu en Norwegue qu'on serait disposé à le croire. Dass diese Leiden im Gebirge häufig seien, behauptet u. a. Haller (p. 33): Gicht und Rheumatismus sind eine Hauptplage aller Gebirgsbewohner, ich hörte davon nicht bloss in den Thälern unserer Alpen, sondern in den höchstgelegenen Orten, z. B. in St. Maria am Wormser Joch (8000 Fuss Seehöhe) und ebenso Lombard, indem er (cl. d. m. p. 85) die Angaben einiger Praktiker mittheilt; so schreibt ihm Dr. Becker-St. Moritz (1786 M.): pour moi il est évident, que le rhumatisme chronique est plus fréquent dans les localités de montagnes; ebenso die DDr. Ulschly-Gessenay (1023 M.), Fuchs und Birchler-Einsiedeln (974 M.): le rhumatisme est une des plaies principales des nos populations sous diverses formes aiguës et chroniques, franches et larvées, il occupe le premier rang parmi les maladies des montagnards de Schwytz; ferner fügt Lombard p. 86 hinzu: Enfin la sciatique et les différents névralgies, qui semontrent avec beaucoup de fréquence dans la plupart des vallées de nos Alpes sont autant de consequences naturelles de la diathèse rhumatismale, qui y prédomine. Entgegen dieser Ansicht ist bei einem Vergleich der Zahlen unserer Statistik fast nichts davon zu bemerken, dass der Gelenkrheumatismus bei uns überhaupt, und speziell im Gebirge, häufiger sei, als anderwärts; die Zahlen sind:

	Gesammt-Thüringen	Gebirge	Becken	Voigtland	Werrathal
Absolute Zahlen	1034	178	209	306	61
Verhältnisszahlen auf 10000 Kranke überhaupt . . .	94	88	84	104	83

Also Gebirge und Becken, wie Werrathal, die einander ziemlich nahe stehen, bleiben unter dem Durchschnitt, den nur das Voigtland überschreitet. Etwas grösser, wenn immerhin auch noch wenig ins Gewicht fallend, ist ein Höhenunterschied bei der Rubrik „Rheumatismus und Neuralgien“ zu bemerken. Die Differenz zwischen Becken und Gebirge ist recht gross, doch kommt letzterem das Voigtland sehr nahe und das Werrathal übertrifft es noch, die Zahlen selbst sind:

	Gesammt-Thüringen	Gebirge	Becken	Voigtland	Werrathal
Absolute Zahlen	4947	798	947	1388	427
Verhältnisszahlen auf 10000 Kranke überhaupt . . .	456	480	384	473	579

Für den Medizinalbezirk Meissen macht die Rubrik „Rheumatismus“ aus 344 $^0/_{000}$, die des akuten Gelenkrheumatismus 77 $^0/_{000}$; kommt zu ersterem noch hinzu die Zahl der bei uns bereits mit einbegriffenen Neuralgien — und diese machen für die norddeutsche Küste 130 $^0/_{000}$, für die Statistik Lüneburgs sogar etwas mehr als 4 Prozent, für Schmalkalden 163 $^0/_{000}$, für Apolda 259 $^0/_{000}$ aus — zu letzterem die Zahl der chronischen Gelenkrheumatismen, so werden die Verhältnisszahlen des Rheumatismus überhaupt wohl noch grösser, als bei uns werden*).

Im Vorbeigehen mag noch angeführt werden, dass Arthritis deformans, die im Jahre 1876 gezählt worden ist, 77 mal notirt wurde i. e. in 24 $^0/_{000}$. Die Zahlen sind zu klein, als dass es, zumal nach dem Ergebniss eines Jahres, lohnte, auf die Vertheilung derselben näher einzugehen, nur sei erwähnt, dass mehr als ein Drittel der Fälle auf der Ilm- und Saalplatte vorkam.

IV.

Constitutionskrankheiten.

So häufig Rheumatismen im hohen Norden vorkommen, so selten organische Herzfehler cf. u. a. Lombard Cl. M. II. p. 31, p. 78 u. a. m., aber ebenso sehr wird die Häufigkeit der letzteren in Gebirgsgegen-

*) Ein Vergleich mit den Zahlen der Krankenhäuser des deutschen Reichs ist wegen der hier wieder ganz anderen Terminologie nicht ausführbar.

den — auch ohne spezielle Zahlenangaben — hervorgehoben; so schreibt Hirsch (II. p. 329): „es verdient zunächst die auffallende Prävalenz der genannten Leiden (i. e. organische Herzkrankheiten) in grösseren Elevationen hervorgehoben zu werden“ und Lombard (cl. d. m. p. 98): les maladies du coeur sont fort répandues, aussi bien en conséquence de ces catarrhes répetés et devenus chroniques qu'en suite du trouble de la respiration occasioné par l'atmosphère raréfiée des montagnes; und in der That, während unter den 9386 Krankheitsfällen der norddeutschen Küste nur 41 vorkommen = 43 $^0/_{000}$, finden sich unter unseren 108453 Krankheitsfällen 825 Fälle von organischen Herzfehlern i. e. 76 $^0/_{000}$, und noch höher ist der Prozentsatz im eigentlichen Gebirge; hier sind 222 registrirt i. e. 104 $^0/_{000}$, diesem zunächst steht das Voigtland mit 279 Fällen = 95 $^0/_{00}$, dann folgt mit fast genau demselben Prozentsatz, wie der Durchschnitt aus Gesammt-Thüringen, das Werrathal (57 Fälle = 77 $^0/_{000}$) und ziemlich unter diesem Verhältniss bleibt das Thüringer Becken mit 63 $^0/_{000}$ (165 Einzelfällen). Durch einen ganz auffallend hohen Prozentsatz dieser Leiden zeichnet sich Greiz aus, während der drei Jahre 1874, 1875, 1876 (bei verhältnissmässig grosser Krankenzahl) 127 $^0/_{000}$; noch bedeutend höher ist das Verhältniss in Weida, wo während derselben drei Jahre die Herzleiden 235 $^0/_{000}$ ausmachen — auf der anderen Seite steht (ebenfalls bei derselben dreijährigen Beobachtungszeit) Ohrdruff mit nur 44 $^0/_{000}$. In der Statistik des Medizinalbezirks Meissen nehmen die „organischen Herzleiden“ einen hervorragenden Platz ein, machen 96 $^0/_{000}$ aus, „Herz- und Herzbeutelentzündung“ zusammen 16 $^0/_{000}$ der Gesammtmorbidität*). Von den 562 Patienten mit organischen Herzleiden im Medizinalbezirk Meissen starben 105 i. e. 18,68 $^0/_0$, während bei uns auf 1008 Krankheits- 120 Sterbefälle treffen i. e. 11,90 $^0/_0$, also ein ganz erheblich geringerer Prozentsatz. Oesterlen (p. 539) hat an den aus der englischen Mortalitätsstatistik genommenen Zahlen gezeigt, dass das Maximum der Todesfälle an organischen Herzkrankheiten auf den Winter, das Minimum auf den Sommer fiele, ein Satz, den unsere, allerdings aus viel kleineren, aber dafür wohl sichereren Zahlen bestehende Statistik

	I.	II.	III.	IV.	V.	VI.	VII.	VIII.	IX.	X.	XI.	XII.
Todesfälle an Herzleiden	15	8	11	7	11	7	12	10	9	11	9	10

insofern bestätigt, dass auf den Winter das Maximum an Todesfällen trifft, während die anderen Jahreszeiten untereinander vollkommen gleich sind.

Auf die organischen Herzfehler mag folgen die Chlorose, wie sie der Fragebogen des Jahres 1876, oder Blutarmuth beim weiblichen Geschlecht, wie der Fragebogen der vorhergehenden Jahre sich ausdrückt. Mühry (geographische Verhältnisse der Krankheiten I. p. 106) sagt: zu den geographisch ubiquitären Krankheiten kann man noch

*) Letztere machen in den Krankenhäusern des deutschen Reichs 26 $^0/_{000}$ der Aufnahmen aus, erstere 98 $^0/_{000}$ und endeten diese in 27,19 $^0/_0$ der Fälle tödtlich.

	Gesammt-Thüringen	Gebirge	Becken	Voigtland	Werrathal
Absolute Zahlen	2893	393	522	1042	181
Verhältnisszahlen auf 10000 Kranke überhaupt . . .	266	189	211	355	245

dieser Leiden und der Frequenz der Chlorose. Im Medizinalbezirke Meissen betragen:

Hysterie	397	i. e. 68 $^0/_{000}$
Gebärmutterkrankheiten . .	635	
Störungen des Monatsflusses	998	
Summa	2030	Einzelfälle = 347 $^0/_{000}$,

also annähernd dasselbe Verhältniss, wie im Voigtlande. Die Häufigkeit der Hysterie unter den verschiedensten Himmelsstrichen, im hohen Norden wie u. a. in Palästina, Java, dem Caplande zeigt, dass hier klimatische Einflüsse keine Rolle spielen, nur soziale Verhältnisse; über die Häufigkeit der Gebärmutterleiden und Menstruationsstörungen finden sich so gut wie keine Angaben in der Literatur.

Betreffs der Verbreitung von Skrofulose und Rachitis scheint fest zu stehen, dass sie im äussersten Norden häufig vorkommt, so u. a. in Sitka (Lombard Cl. m. II p. 19), Schweden (ebenda p. 117), Kamtschatka (ebenda p. 240) u. s. f. mit einziger Ausnahme Westsibiriens (ebenda p. 236), während manche Angaben dafür sprechen, dass sie in südlichen Klimaten seltener ist, so z. B. den Antillen (Lombard Cl. M. III. p. 415 u. 417), Südamerika (ebenda p. 507), Algier (ebenda p. 622), Centralafrika (ebenda p. 707), und ebenso spricht sich Lombard, auf Grund der von ihm gesammelten Thatsachen, ganz entschieden dahin aus (cl. d. m. p. 110): que nous pouvons considérer comme bien établie l'existence d'une zone scrofuleuse, au dessous et au dessus de laquelle le nombre des malades de ce genre est notablement moins répandu. Hirsch (I. p. 503 ff.) glaubt klimatische Verhältnisse fast ausser Acht lassen und mehr soziale Einflüsse berücksichtigen zu müssen, aber nun finden wir Skrofulose und Rachitis äusserst reichlich an der Nordseeküste, einer der reichsten Gegenden Deutschlands, vertreten: auf 9386 Krankheitsfälle 311mal diese Leiden, i. e. in 330 $^0/_{000}$, während in der gewiss nicht übermässig wohlhabenden Umgegend von Schmalkalden diese Leiden mehr als zehnmal seltener sind, nur 26 $^0/_{000}$ (45 : 16884) ausmachen, und was zweckmässige Nahrungsweise anbelangt, wird wohl in der einen dieser Gegenden ebenso viel gefehlt, wie in der andern, jedenfalls aber in der Fabrikbevölkerung Apoldas noch unzweckmässiger gelebt, und hier ist der Prozentsatz der Skrofulose und Rachitis noch geringer, 24 $^0/_{000}$ (53:20911); es müssen hier noch andere bisher unbekannte Momente mit im Spiele sein. Die Vertheilung der in den Jahren 1874 und 1875 bei uns beobachteten Fälle von Skrofulose und Rachitis ist folgende:

	Gesammt-Thüringen	Gebirge	Becken	Voigtland	Werrathal
Absolute Zahlen	1761	363	530	442	53
Verhältnisszahlen auf 10000 Kranke überhaupt . . .	165	177	214	141	72

Am seltensten kamen also diese Leiden vor im Werrathale, demnächst im Voigtlande — hier macht nur Schmölln eine Ausnahme, da dort die Verhältnisszahl der Jahre 1874—1876, 516 $^0/_{000}$ ist — dann das Gebirge, endlich am häufigsten im Thüringer Becken, und hier wieder am zahlreichsten in Weissensee — Verhältnisszahl der Jahre 1874 bis 1876 377 $^0/_{000}$. In der Statistik des Medizinalbezirks Meissen fehlt die Rachitis, „Skrofelsucht“ macht dort 111 $^0/_{000}$ (661 : 58466) aus. Die gegenseitige Häufigkeit der Skrofulose und Rachitis ist in den verschiedenen Statistiken ganz auffallend wechselnd, wie beifolgende kleine Tabelle zeigt, in der die entsprechenden Werthe für unser Gebiet aus dem Fragebogen des Jahres 1876 (der Skrofulose und Rachitis trennt) entnommen sind:

	Apolda		Norddeutsche Küste		Schmalkalden		Thüringen		Krankenhäuser d. Deutschen Reichs.	
	Absolute Zahlen	Verhältn.-Zahlen	Absolute Zahlen	Verhältn.-Zahlen	Absolute Zahlen	Verhältn.-Zahlen	Absolute Zahlen	Verhältn.-Zahlen	Absolute Zahlen	Verhältn.-Zahlen
Skrofulose	6	113	293	942	24	533	303	765	2344	751
Rachitis	47	887	18	58	21	467	93	236	778	249
Summa	53	1000	311	1000	45	1000	396	1000	3122	1000

In den einzelnen Gruppen Thüringens, für das Jahr 1876, wiederholt sich das Verhältniss des Durchschnitts, überall ist die Skrofulose häufiger als die Rachitis, am grössten ist ihr Ueberwiegen im Werrathale, 900 : 100, am geringsten 723 : 277 im Becken.

Statt der im Fragebogen der Jahre 1874 und 1875 vertretenen gemeinsamen Rubrik „Carcinose und Neubildungen“, mag hier unserer Betrachtung, an der Hand des Fragebogens des Jahres 1876, die näher umschriebene Gruppe Carcinom zu Grunde gelegt werden; allerdings sind Vergleiche mit andern Gegenden spärlich vorhanden, meist muss man sich mit den vagen Angaben des „häufig“ oder „selten“, zufrieden geben. Im Medizinalbezirk Meissen findet sich im Formular die Rubrik „organisirte Neubildungen“ nur in der Statistik der Nordseeküstengegend eine mit uns übereinstimmend Cancer überschriebene und macht diese hier 41 $^0/_{000}$ der Gesammtkrankenzahl aus (38 : 9386), bei uns im Gesammtdurchschnitt 34 $^0/_{000}$ (111 : 32283); mit nicht unbeträchtlichen Schwankungen in den einzelnen Gruppen: auf 24 $^0/_{000}$ im Gebirge, 46 $^0/_{000}$ im Werrathale, gegen 41 $^0/_{000}$ im Voiglande, nur 27$^0/_{000}$ im Thüringer Becken; während diese Leiden in Schmalkalden nur 18$^0/_{000}$

der Gesammtmorbidität ausmachen (31:16884), betragen sie in Apolda 49 ⁰/₀₀₀ (104:20911). Gewiss manchem Leser des Beneke'schen Buches die Altersdisposition (Marburg 1879) wird aufgefallen sein, wie das, was Beneke als eine Eigenthümlichkeit des Alters angiebt, sich nach ihm auch beständig bei Carcinomatösen findet: weite Gefässe, Umkehr des im kräftigen Alter bestehenden relativen Verhältnisses des Umfanges der Arteria pulmonalis und Aorta; bei Carcinomatösen sollen sich ferner häufig finden: atheromatöse Arterien und Gallensteine, beide finden sich aber auch häufiger im höheren Alter, als in der Jugend, ebenso wie das Carcinom selbst. Halb unbewusst wird sich wohl manchem die Frage aufdrängen: kommt dort, wo Apoplexie, die doch vorwiegend eine Alterskrankheit ist, häufiger beobachtet wird, nicht etwa auch Carcinom häufiger vor, als dort, wo jenes Leiden selten ist, und sieht man einzelne Mortalitätsstatistiken an, so findet man wirklich diese Ansicht bestätigt, so z. B.:

		Genf 1838—1855	England 1850—1859	London 1849—1853	Neuyork 1878
Es starben von	an Carcinom	110	32	41	53
100000 Lebenden	an Apoplexie	81	44,6	56	41
Es erfolgten von	durch Carcinom	53	14	16	14,8
1000 Todesfällen	durch Apoplexie	40,5	19,5	22,2	13,9

ja es lässt sich sogar aus den Mortalitätstabellen von 1876 und 1877 für Leipzig und Dresden zeigen, dass, sowie die eine dieser Rubriken wächst, die andere auch zunimmt, wenn auch nicht in demselben Maasse; so betrugen 1876 die Todesfälle in Leipzig, resp. Dresden (auf 1000 Todesfälle berechnet):

41,1 — 28,3 an Carcinom,
31,5 — 25,5 an Apoplexie;

für 1877 aber:

46,6 — 28,7 an Carcinom,
33,1 — 31,8 an Apoplexie.

Sieht man aber Morbiditätsstatistiken an, so ergiebt sich, wie beifolgende Tabelle (in der nur die Verhältnisszahlen auf 10000 Kranke überhaupt eingetragen sind) zeigt, durchaus kein Parallelismus:

	Thüringen					Schmalkalden	Apolda	Eschwege	Norddeutsche Küste
	Gesammt-Thüringen	Gebirge	Becken	Voigtland	Werrathal				
Carcinom ⁰/₀₀₀	34	24	19	41	46	18	49	9	40
Apoplexie ⁰/₀₀₀	33	19	15	25	43	21	24	24	21

Erst grössere und auf längeren Jahren beruhende Zahlenreihen werden hier Klarheit schaffen können.

Mirus quidem affectus est diabetes neque inter homines admodum frequens, so schrieb vor bald 2000 Jahren Aretäus, und trotz der bändereichen Bibliothek, die wir heutzutage über ihn besitzen, unerklärt „wunderbar" ist der Diabetes noch immer, und wie sich dies Leiden in Bezug auf Häufigkeit an den einzelnen Theilen des Erdballs verhält, darüber fehlen uns erst recht alle Daten, man vergl. darüber Hirsch I. p. 569 ff. Ob diese Krankheit in den einzelnen Theilen Thüringens gleich häufig sei (wie auch über einige Einzelheiten der Aetiologie und des klinischen Verlaufs), darüber hat eine Erhebung seitens der Thüringer Aerzte im Jahre 1874 (cf. Correspondenzblatt 1874 p. 193) Licht zu schaffen gesucht, leider nicht ganz mit dem gewünschten Erfolge, da sich kaum $^1/_4$ der Kollegenschaft an der Arbeit betheiligte, bei welcher Nichtbetheiligung allerdings einzelne, die den Aufruf zu dieser Untersuchung mit unterzeichnet hatten, mit schlechtem Beispiele vorangingen. Konstatiren lässt sich deshalb in Bezug auf relative Häufigkeit weniger, als zu erwarten gewesen wäre: zunächst einmal, dass diese Krankheit auf der Höhe des Thüringer- und Frankenwaldes recht selten ist, weder in Elgersburg, Lobenstein, Seligenthal, Hirschberg a./Saale, Lehesten, Friedrichroda, Ilmenau, noch Königsee und Wurzbach ist von den dort praktizirenden Aerzten ein Fall konstatirt worden; nur die Umgebung von Zella St. Blasii macht eine Ausnahme, ebenso die von Eisenach, von woher zwei Kollegen Vakatscheine, je 6 Jahre umfassend, eingeschickt haben, ein anderer aber in 15 Jahren 3 Fälle beobachtet hat; doch beginnt am Nordostabhange bei Saalfeld — unter den von dort berichtenden Kollegen hat nur einer einen Fall in Behandlung gehabt, aber mehrere der anderwärts behandelten stammten von dort her — eine Gegend mit reichlichem Vorkommen des Diabetes und setzt sich von dort thalwärts auf der Saalplatte fort bis etwa zum Ettersberge, so Blankenhain*) (3 — 1), Kapellendorf (2 — 1), Weimar (4 Kollegen 8, 2, 5, 8 — 14, 3, 3, 1), Apolda (2 Kollegen 6, 9 — 2, 5), Jena (2 — 1), Rudolstadt (2 — 1), Eckartsberga (6 — 2); weiter nördlich, wie westlich, werden die Fälle wieder seltener, so sind von Camburg nur Vakatscheine eingegangen, desgl. von Dornburg, Magdala, Kranichfeld, von Stadtilm ein Vakatschein über 5 Jahr und 1 berichteter Fall von 6 Jahren; ebenso ist die Krankheit selten am Nordrande des Thüringer Waldes; mehr Vakatscheine, als ausgefüllte Scheine sind ferner eingegangen aus dem Voigtlande. Ausser auf der Saalplatte erscheint der Diabetes auch im Thüringer Becken häufiger; Vakatscheine gingen nur ein von Langensalza, Neumark und Stotternheim; über zusammen 26 Fälle wurde dagegen berichtet aus Weissensee, Sondershausen, Nordhausen, Greussen, Allstädt, Gotha, Frankenhausen, Gebesee, Sömmerda und Tennstedt; endlich scheint die Krankheit im Werra-

*) Die erste der in Klammern stehenden Zahlen giebt die Anzahl der Berichtsjahre, die zweite die Anzahl der in dieser Zeit beobachteten Fälle an.

thale nicht ganz selten zu sein. Vergleichen wir, da kein Verhältniss zur Gesammtkrankenzahl angegeben ist, die Spezialstatistik von Schmalkalden, so finden wir hier einen Diabetiker auf 16884, d. i. noch nicht einer auf 10000; Schreiber giebt seine Häufigkeit an zu 2 $^0/_{000}$, während in Apolda 12 Fälle auf 20911 Erkrankungsfälle überhaupt treffen, i. e. etwas mehr als 5 $^0/_{000}$, ein Prozentsatz, der ziemlich dem der Morbiditätsstatistik der norddeutschen Küste — 6 auf 9386 — gleich kommt. In den Krankenhäusern des deutschen Reichs machten die Diabetiker 5 $^0/_{000}$ der Aufnahmen aus, 4 $^0/_{000}$ im Erfurter Krankenhause (Horn p. 331); andere Zahlen finden sich bereits im Correspondenzblatt 1874 p. 186 ff. angeführt, denen noch folgende beigefügt werden mögen:

von 10000 Lebenden starben durch Diabetes:

1838—1855 in Genf	1,1
1849, 1851, 1853 in London	1,8
1858 und 1859 in England	2,6
1878 in Newyork	4,0

Als letzte der Constitutionserkrankungen mag hier betrachtet werden die Tuberkulose. So ergebnissreich, wie die durch freiwillige Arbeit einer grossen Reihe Schweizer Aerzte ermöglichte Zusammenstellung Müllers*), können unsere viel kleineren, auf kürzeren Zeitraum beruhenden Zahlen ja nicht sein, aber trotzdem lehren sie vielleicht doch Einiges. Es ist die Tuberkulose im Allgemeinen bei uns nicht häufiger, in einzelnen Gegenden Thüringens bedeutend seltener, als in anderen Theilen Deutschlands; so macht sie in der rein agrikolen Bevölkerung der Nordseeküste 300 $^0/_{000}$ (282 : 9386), im Medizinalbezirk Meissen 228 $^0/_{000}$ (1334 : 58466), dagegen in der hochgelegenen Umgebung Schmalkaldens nur 59 $^0/_{000}$ (100 : 16884) aus, in der fabrikreichen Stadt Apolda aber 251 $^0/_{000}$ (525 : 20911), noch mehr im Praxisbezirk Schmölln, wo während der Jahre 1874—1876 der hohe Prozentsatz von 356 $^0/_{000}$ erreicht wird; einen äusserst niedrigen zeigt in demselben Zeitraum Langensalza, 62 $^0/_{000}$; das sind Differenzen, die noch einer weiteren Aufklärung bedürfen. Die Zahlen für Thüringen und seine einzelnen Gruppen sind:

	Gesammt-Thüringen	Gebirge	Becken	Voigtland	Werrathal
Absolute Zahlen	2893	248	303	418	58
Verhältnisszahlen auf 10000 Kranke überhaupt	266	111	122	132	78

Die hohe Durchschnittssumme, die in keiner der besonders betrachteten Gruppen erreicht wird, wird zum grossen Theil bedingt durch die Häufigkeit, in der dies Leiden auf der Saalplatte vorkommt. Bei dem vielfach angenommenen Zusammenhang zwischen Skrofulose und Tuberkulose sollte man glauben, dass, wo das eine der Leiden

*) Die Verbreitung der Lungenschwindsucht in der Schweiz. Winterthur 1876.

häufiger beobachtet wird, auch das andere zahlreicher vorkommt, aber es ist nichts von einem solchen Verhältniss zu bemerken, ebenso wenig aber etwas von einem solchen zwischen der Häufigkeit der Tuberkulose und der nicht tuberkulösen Lungenleiden, in beifolgender Zahlenreihe (in der nur die Verhältnisszahlen eines jeden dieser Leiden auf 10000 angegeben sind) zeigt.

	Thüringen					Nordseeküste	Mediz.-Bezirk Meissen
	Gesammt-Thüringen	Gebirge	Becken	Voigtland	Werrathal		
Skrofulose und Rachitis	165	177	214	141	72	330	111
Tuberkulose	266	111	122	132	78	300	228
Entzündliche Lungenkrankheiten	1866	2317	1522	1798	1709	814	1359

V.
Infektionskrankheiten.

Das verhältnissmässig geringste Material bietet der Fragebogen aller Jahre in Bezug auf die von Thieren auf den Menschen übertragbaren Krankheiten, so bringt er z. B. keine Frage über Eingeweidewürmer, wir wisse nnicht, wie häufig die verschiedenen Arten der Taenia vorkommen; wie häufig, resp. ob überhaupt der Botriocephalus vorkommt; nur die Trichinose findet sich wiederholt erwähnt, so 1873 — 2 Fälle aus Schmalkalden, 1874 — 37 aus Neustadt a./Orla, im Sept. und Okt. 1875 solche aus Grossengottern, Langensalza und Schmalkalden (aus Meiningen stammend); aber es findet sich auch grade über dieses Leiden schon ein ziemlich reichliches Material in den Correspondenzblättern gesammelt: so Jahrg. 1874 p. 168—170, 170—173, 268—275. Jahrg. 1875 p. 47 und 48. Jahrg. 1876 p. 5—9, 145—155, 171—182. Jahrg. 1877 p. 237—244. — Am häufigsten findet sich erwähnt der Milzbrand; über sein Vorkommen in einem speziellen Distrikt, der Umgebung von Greussen, liegt ja bereits eine Arbeit des Dr. Nicolai vor; so häufig wie dort, wo aus der Praxis eines Arztes in 13 Jahren 209 Fälle mitgetheilt sind, kommt dies Leiden wohl selten oder nie anderwärts vor, aber immerhin ist im ganzen Thüringer Becken diese Krankheit doch noch verhältnissmässig häufig, denn, während im Durchschnitt auf ganz Thüringen dieses Leiden nur 4 $^0/_{000}$ der Gesammtmorbidität ausmacht, beträgt es im Thüringer Becken 18 $^0/_{000}$, demnächst kommt das Voigtland, während im Gebirge nur ganz vereinzelte Fälle vorkommen und aus dem Werrathal keine Nachricht vorliegt. Die Orte, aus denen überhaupt Fälle von Milzbrand gemeldet wurden, sind ausser Greussen: Frankenhausen, Langensalza, Tonna, Eisenberg, Weissensee, Weimar, Lobenstein (einmal 3 Fälle), Ohrdruff (einmal), Magdala, Gössnitz, Schmölln (je einmal), Eisenach (zweimal je 1 Fall); über eine bei mehreren hundert Personen plötzlich auftretende und wahrscheinlich als Milzbrand anzusprechende Krankheit in Nordhausen ist im Correspondenzblatt 1876 p. 194—197 Mittheilung gemacht. — Von Hundswuth ist in den Morbiditätsaufzeichnungen nur ein Fall notirt, 1873 im Juli aus Gotha; einmal Schlangenbiss aus Tiefenort; von Rotz ist kein Fall zur Beobachtung gekommen; Maul- und Klauenseuche ohne nähere Detailirung erwähnt.

Als erste der Infektionskrankheiten steht auf dem Fragebogen der Jahre 1874 und 1875 die Variola. — Varizellen waren im Vordruck schon 1873 verschwunden, und ist deshalb von dort ab auch nur unregelmässig und nur von einzelnen über sie berichtet worden. Die letzte grosse Blatternepidemie dürfte so ziemlich von Anfang an von den an der Morbiditätsstatistik mitarbeitenden Kollegen beobachtet sein; wie u. a. daraus hervorgeht, dass im Jahr 1869 auf jeden Kontribuenten 10 Blatternfälle kommen, 1870 schon 16, 1871 gar 53, dann abnehmend im nächsten Jahre 45, weiter abnehmend im Jahre 1873 nicht ganz 9, während sich im Jahr 1874 die Zahl der Berichterstatter und der Blatternfälle beinahe gleich ist (nur Greiz und Magdala weisen kleine Epidemien auf), 1875 sinkt die Zahl der überhaupt registrirten Fälle auf 19 und 1876 bringt das ganze Jahr nur 2 Fälle. Die Morbiditätsstatistik des Medizinalbezirks Meissen, die mit dem Jahr 1872 endet, hat im Jahr 1871 gleichfalls die grösste Krankenzahl, die zweitgrösste im Jahre 1872, die niedrigste 1869, hier bedeutend niedriger als in den beiden Vorjahren und dem nächstfolgenden. Quoad tempora seu anni tempestates, in quibus solent orivi variolae, haec sunt varia, so schrieb schon der erste Schriftsteller über Pocken überhaupt, der Araber Rhazes, und sehr verschieden ist allerdings die jahreszeitliche Vertheilung in den verschiedenen Epidemien: unsere Zahlen, wie auch die des Medizinalbezirks Meissen, stimmen völlig mit denen Haller's, über ihr Auftreten in den verschiedenen Monaten und Jahreszeiten, überein; Haller (p. 38) resumirt folgendermaassen: „es fielen die grössten Blatterepidemien in den Winter, während im Sommer oder Herbst ein bedeutender Nachlass derselben zu gewärtigen"; in allen drei Reihen fällt die grösste Krankenzahl auf den Januar, das Minimum auf August und September, die grössten Schwankungen finden sich im Medizinalbezirk Meissen, die kleinsten im Wiener Krankenhause, während die Thüringens in der Mitte zwischen beiden stehen. Bei uns wurden 4110, im Medizinalbezirk Meissen 1084, im Wiener allgemeinen Krankenhause, nach Haller, 4613 Blatternfälle beobachtet, die sich folgendermaassen auf die Monate vertheilen:

		I.	II.	III.	IV.	V.	VI.	VII.	VIII.	IX.	X.	XI.	XII.
Absolute Zahlen	Thüringen	654	537	575	467	492	316	221	144	165	151	182	206
	Meissen	163	114	105	138	109	75	58	50	26	42	72	132
	Wien	516	432	447	408	434	284	302	231	293	400	416	450
Verhältnisszahlen, Summa = 1200	Thüringen	191	157	168	136	144	92	64	42	48	44	53	60
	Meissen	180	126	116	152	119	83	64	55	29	46	79	146
	Wien	134	112	116	106	113	74	79	60	76	104	108	117

Noch mehr als die Erkrankungsfälle sind die Todesfälle auf die fünf ersten Monate des Jahres zusammengedrängt, wie beifolgende Kurve

Kurve XIX.

und Zahlenreihe ergiebt:

	I.	II.	III.	IV.	V.	VI.	VII.	VIII	IX.	X.	XI.	XII.
Absolute Zahlen, Summa = 512	77	86	62	61	49	35	30	23	18	20	25	26
Verhältnisszahlen, Summa = 1200	180	201	145	143	115	82	70	54	42	47	59	61

Die Mortalität an den Blattern ist bei uns 12,46 % (512 : 4110) gewesen, im Medizinalbezirk Meissen etwas geringer, 11,71 % (127 : 1084).

Ganz anders als der monatliche Verlauf der Blattern ist der der Varizellen, ein Umstand, auf den meines Wissens noch nirgends hingewiesen ist, und zeigt sich ganz dasselbe wie an unsern 920 Fällen, an 271 Fällen des Medizinalbezirks Meissen, so dass an einen blossen Zufall nicht gedacht werden kann; andere, nur auf Varizellen beschränkte, Zahlenreihen sind mir nicht bekannt. Es ist, wie aus

Taf. III. — Kurve 15.

Taf. III. — Kurve 16.

und beistehenden Zahlenreihen ersichtlich, die Kurve der Varizellen,

		I.	II.	III.	IV.	V.	VI.	VII.	VIII.	IX.	X.	XI.	XII.
Absolute Zahlen	Thüringen	69	31	52	59	187	109	63	59	29	39	126	97
	Meissen	20	13	10	18	24	37	23	19	13	23	31	40
Verhältnisszahlen, Summa = 1200	Thüringen	90	40	67	76	244	141	82	76	38	51	164	126
	Meissen	88	58	44	80	107	164	102	84	58	102	137	177

entgegen der der wahren Blattern, sehr deutlich zweigipfelig: ein hoher Gipfel im Frühlings-Ende resp. Sommers-Anfang und ein etwas niedrigerer gegen Schluss des Jahres, die ziemlich gleich tiefen Minima fallen auf September und Februar; es wäre dies Verhalten, vorausgesetzt, dass es gelänge, es durch andere Zahlenreihen zu bestätigen, ein weiterer deutlicher Beweis der Verschiedenheit der Variola und der Varizellen.

Von Masern sind von 1869—1875 registrirt 7679 Erkrankungs- mit 203 Sterbefällen; auffallend häufig ist ihr Vorkommen 1870, wo auf jeden Mitarbeiter resp. Beobachtungsstation 46 Fälle treffen, noch mehr 1872, wo durchschnittlich auf jeden 57 Fälle treffen, seltener in den beiden folgenden Jahren*), wo auf jeden im Durchschnitt kaum 14 resp. 20 Fälle treffen; wieder häufiger 1875, wo fast dieselbe Durchschnittszahl wie 1870 erreicht wird; es bestätigt sich also auch hier für ein grösseres Territorium das überall angeführte Gesetz, dass Masern sich in 2—4 jährigen Zwischenräumen zahlreicher einstellen;

*) Der Januar 1874 ist der einzige Monat, in dem kein Berichterstatter einen Fall von Masern gemeldet hat.

nicht dasselbe kann man aus unsern Zahlenreihen für ein anderes sogenanntes Gesetz über das Vorkommen der Masern folgern, ein Gesetz, das seitdem es Sydenham*) zuerst formulirte, fast von jedem Schriftsteller über Masern wiederholt worden ist, so z. B. Hirsch I. p. 228, Bohn in Gerhardts Handbuch der Kinderkrankheiten Band II. p. 318, dass nämlich die Masern — um Sydenhams Worte anzuführen: mense Januario se ingerunt et exinde pedetentim increscentes circa aequinoctium vernale ad statum perveniunt, a quo sensim imminuti circa solstitium aestivum evanescunt; bei uns ist Krankenmaximum im Juni und auch im Juli der Stand noch hoch, dann von hier aus rascher Abfall bis zum Minimum im Januar; für den Medizinalbezirk Meissen (1397 Fälle) trifft das Maximum der Kranken auf den Dezember, der geringste Krankenstand auf den März, also wieder andere Verhältnisse; die Zahlen sind:

		I.	II.	III.	IV.	V.	VI.	VII.	VIII.	IX.	X.	XI.	XII.
Absolute Zahlen	Thüringen	254	281	420	711	1300	1571	824	322	303	341	725	627
	Meissen	89	45	42	49	150	120	116	88	94	210	178	216
Verhältnisszahlen, Summa = 1200	Thüringen	39	44	66	111	203	245	129	50	47	53	113	98
	Meissen	76	39	36	42	136	103	100	76	91	180	153	186

Die Mortalitätsziffer ist bei uns fast die gleiche 2,64 % wie im Medizinalbezirk Meissen 2,71 % (38 : 1397), die geringste Sterblichkeit war im Jahre 1869 mit 0,6 %, die grösste 1870 mit 4,8 %, hoch ist die Sterbeziffer auch 1865 mit 3,60 %; die Sterblichkeit geht, wie beifolgende Zahlenreihe und Kurve

Taf. III. — Kurve 17

zeigt, der Häufigkeit der Erkrankungen nicht ganz parallel, bleibt im Sommer und Herbst hinter dieser zurück und ist dafür in den 4 ersten Monaten des Jahres bedeutend höher.

	I.	II.	III.	IV.	V.	VI.	VII.	VIII.	IX.	X.	XI.	XII.
Absolute Zahlen	13	10	19	34	26	37	20	5	4	6	17	12
Verhältnisszahlen, 203 = 1200	77	59	112	201	153	218	118	30	23	34	100	70

Rubeolae waren anfangs auch auf dem Fragebogen vertreten, verschwanden aber mit dem Jahre 1873; es sind im Ganzen nur 103 Erkrankungen mit 1 Sterbefall registrirt, Zahlen, die zu gering sind, um einen etwa vorhandenen Unterschied zwischen dem monatlichen Verlauf der Masern und dieser Krankheit zu bemerken.

Ebenso wie die Rötheln wurde mit dem Jahre 1873 aus dem Fragebogen die Rubrik **Parotitis** gestrichen; die Zahl der bis dahin registrirten Fälle beträgt 1045 Erkrankungs- mit 4 Todesfällen, aber leider sind diese Zahlen nicht zur monatsweisen Vertheilung geeignet,

*) opera ed. Kühn p. 26 (cf. p. 170).

da einzelne Kollegen statt die behandelten Fälle zu zählen, die vorhandenen Kranken geschätzt und dann diese Zahl eingetragen haben; z. B. einmal für einen Monat 200 u. s. w.

Wie für die Masern, so wird auch für das Scharlachfieber allgemein eine Periodizität des Auftretens angenommen: auf Jahre mässiger Häufigkeit dieses Leidens folgen — allerdings in grösseren Zwischenräumen, als bei den Masern — solche mit ausgedehnten Epidemien und mit grösserer Sterblichkeit; es lässt sich dies gleichfalls an unseren Zahlen nachweisen; im Jahre 1869 kamen auf jeden Kontribuenten, resp. Beobachtungsort durchschnittlich nur 15 Erkrankungsfälle, und während der Jahre 1871—1873 kaum, oder etwas über 16, hingegen im Jahre 1870 24 Erkrankungsfälle und ebenso im Jahre 1875, nachdem schon im Jahre 1874 eine Steigerung auf 20 eingetreten war; die Jahre mit den verhältnissmässig grössten Krankenzahlen haben auch die grösste Sterbeziffer 1870 — 11,4 % und 1875 — 10,2 %, während die geringsten Mortalitätsprozente 4,2 resp. 6,9 1869 und 1871 vorkommen. Die Durchschnittssterbeziffer der Jahre 1869—1875 ist 9,66 % (426:4408), etwas höher ist die des Medizinalbezirks Meissen 10,18 % (93:913), auch hier mit nicht unbeträchtlichen Schwankungen in den einzelnen Jahren. Den, wie bei den Masern, so auch beim Scharlach von Sydenham aufgestellten Satz über die monatliche, resp. jahreszeitliche Vertheilung des Leidens, der sich seitdem ziemlich allgemein Geltung erworben hat, dass licet nullo non tempore possit incidere febris scarlatinosa ut plurimum tamen exeunte aestivo se prodit, bestätigt unsere Statistik kaum: erst im Oktober beginnt eine wesentliche Steigerung der Krankenzahl und wird das Maximum im Januar erreicht und fällt die Krankenzahl von dort ununterbrochen bis zum Juli; ganz anders und eher mit der Sydenham'schen Formel stimmend ist der Verlauf im Medizinalbezirk Meissen: Steigerung der Krankenzahl vom Juli an, Maximum im September, Minimum im April, die Zahlen selbst sind:

		I.	II.	III.	IV.	V.	VI.	VII.	VIII.	IX.	X.	XI.	XII.
Absolute Zahlen	Thüringen 4408	528	427	402	325	284	275	208	217	311	422	510	499
	Meissen 913	58	45	63	36	59	52	75	121	152	95	80	77
Verhältniss-Zahlen	Thüringen	144	114	109	88	77	75	56	59	84	113	137	135
	Meissen	76	59	83	47	77	68	99	159	199	125	105	101

Die Sterblichkeit geht, wie beifolgende Kurve und Zahlenreihe zeigen, der Erkrankungsziffer congruent.

	I.	II.	III.	IV.	V.	VI.	VII.	VIII.	IX.	X.	XI.	XII.
Absolute Zahlen	53	38	42	31	25	31	15	21	40	42	43	45
Verhältnisszahlen 426 = 1200	149	107	118	87	70	87	42	59	113	118	121	127

Taf. III. — Kurve 18

Die Kriegersche Formel des Absteigens nach Jahreszeiten konnte, was Respirationsleiden anbetrifft, durch unsere Zahlen, wie oben erwähnt, nur theilweise Bestätigung finden, nicht anders ist's hier bei den akuten Exanthemen. Krieger schreibt darüber: (l. c. p. 105) „das Maximum der Jahreskurve der akuten Exantheme finden wir stets da, wo die Jahreskurve der Prozesse, welche sie konstant auslösen, ihre grösste Steigerung zeigt; die Blattern, welche sich auf der ganzen Respirationsschleimhaut lokalisiren, lieben die kalte Jahreszeit, wie die Krankheiten der Respirationsorgane; die Masern bevorzugen Winter und Frühjahr, gleich den sie begleitenden Bronchialkatarrhen und Pneumonien, erreichen aber, wie auch das Exanthem später auftritt, auch ihr Maximum später, und die Jahreskurve des Scharlach theilt mit der der Diphtherie den weniger karakteristischen Verlauf, tritt indessen nach vielen Statistiken, wie diese, im Spätherbst am häufigsten auf; als Beleg theilt Krieger auf Tab. XXXII. eine Kurve mit, konstruirt aus 4613 Blattern- und 706 Masernerkrankungsfällen (nach Haller's Zahlen beide), sowie 1483 Scharlachsterbefällen (entnommen den Berichten des Wiener Stadtphysikates). Beifolgende aus den Zahlen unserer Statistik konstruirte Kurve bringt für die beiden letztgenannten Krankheiten ungleich grössere Reihen von Erkrankungsfällen;

Taf. III. — Kurve 19.

sie zeigt, wie sich im Herbst von den akuten Exanthemen zuerst die Scharlachkurve erhebt, recht steil — ziemlich entsprechend der Diphtheritiskurve, nur länger, als diese, hoch bleibend und im langsamen Abfalle im Juli ihr Minimum erreichend einen Monat früher als die Diphtheritiskurve; nach der Scharlachkurve erhebt sich jäh vom Dezember zum Januar die Blatternkurve und bleibt noch verhältnissmässig hoch bis zum Mai, um von hier an rasch bis zum Minimum im August herabzusinken und fast denselben niedrigen Stand während der nächsten zwei Monate innezuhalten; die Kurve der Bronchitis (cf. Kurve 10) erreicht für unsere Gegenden ihr Maximum erst im März und fällt vom Mai ab steil bis zum September hinunter, also keine vollkommene Kongruenz, ebenso wenig auch mit dem auf Kurve 14 dargestellten Verlauf der Summe der Respirationsleiden. Noch weniger lässt sich etwas von Kongruenz zwischen der Kurve der Masern einerseits und der der Bronchialkatarrhe und der Pneumonie andererseits merken; letztere gipfeln im März und Mai, in diesem Monat beginnt aber erst die stärkere Erhebung der Masernkurve, die erst im nächsten Monate gipfelt; der Minimalstand der Bronchitis fällt auf September und geht gleichfalls in diesem Monate die Masernkurve tief herunter, aber nur, um, nach einer vorausgehenden Steigerung im November und Dezember, ihr eigentliches, nur wenig tiefer liegendes Minimum im Januar zu erreichen.

Dass Masern vor allem (weniger Scharlach) mit Keuchhusten in irgend welchem Konnex stehen, ist ein Glaubenssatz, der sich aus einem Lehrbuche der Pathologie ins andere forterbt, selbst nach Hirsch's (II p. 112) Zahlen, der meint, aus diesen keinen Schluss auf irgend ein verwandtschaftliches Verhältniss dieser Krankheitsformen ziehen zu dürfen. Betrachten wir unsere Zahlen, so ergiebt sich durchaus keine Koinzidenz, es müsste sonst in Jahren, wo auf den einzelnen Beobachtungsort durchschnittlich reichlich Masern oder Scharlach fallen, auch reichlich Keuchhusten treffen oder diesem wenigstens im nächsten Jahre folgen; nichts von alledem ist, wie beifolgende Zahlenreihe lehrt, der Fall:

		1869	1870	1871	1872	1873	1874	1875	1876
Es treffen durchschnittlich auf jeden Contribuenten resp. Beobachtungsstation	Fälle von Masern	8	46	37	57	14	20	45	32
	Fälle von Keuchhusten . . .	0,7	42	17	11	24	19	15	13
	Fälle von Scharlach	15	24	16	16	16	20	24	21

Ebensowenig lässt sich ein solches Zusammentreffen an den Zahlen des Medizinalbezirkes Meissen in den einzelnen Jahren nachweisen*), es möge hier angeführt sein, wie viel $^{0}/_{000}$ der Gesammtmorbidität Masern, Keuchhusten und Scharlach in den einzelnen Jahren ausmachen:

	1867	1868	1869	1870	1871	1872
Masern	180	178	626	222	35	279
Keuchhusten . .	354	38	69	115	191	90
Scharlach . . .	106	509	63	82	74	146

Berichtet ist bei uns während der Jahre 1869—1875 über 4370 Erkrankungs- mit 113 Todesfällen, i. e. 2,59 $^{0}/_{0}$, ein ungleich niedrigerer Prozentsatz, als wie er im Medizinalbezirk Meissen beobachtet ist, wo auf 821 Erkrankungs- 39 Todesfälle treffen, i. e. 4,75 $^{0}/_{0}$. Die Schwankungen der Mortalität in den einzelnen Jahren sind hier ebenfalls grösser als bei uns: 7,5 $^{0}/_{0}$ im Jahre 1867 und 1,9 $^{0}/_{0}$ im Jahre 1871, während bei uns**) die höchste Mortalität 3,8 $^{0}/_{0}$ beträgt (1872), die niedrigste 0,8 $^{0}/_{0}$ (1871). Die Krankheitsfälle vertheilen sich auf die Monate resp. Jahreszeiten so, dass auf Sommersende und Herbstanfang die grosse Mehrzahl trifft; es fallen auf August bis Oktober mehr als ein Drittel, auf August bis November fast die Hälfte der Gesammtfälle, das Minimum fällt auf den März. Etwas Aehnliches zeigt sich auch in der Meissener Statistik, wo eine starke Vermehrung der Krankenzahl schon im Juli beginnt, dafür aber auch schon einen Monat eher nachlässt; auf die Monate August bis Oktober fällt gleichfalls

*) Gleichfalls negativ für die Koinzidenz der Masern und des Scharlachs einerseits und des Keuchhustens andererseits ist die Betrachtung des Verlaufs dieser Epidemien in Halle a./Saale; man vgl. dieserhalb die graphische Darstellung, die Weineck seiner Arbeit (über die Epidemien von Halle in den Jahren 1852—71, Halle 1872) beigefügt hat.

**) Es ist hier wegen zu kleiner Zahlen abgesehen vom Jahre 1859, ebenso bei der Meissener Statistik aus demselben Grunde vom Jahre 1868.

mehr als ein Drittel der Gesammtfälle; wie das Maximum, so fällt auch das Minimum der Krankenzahl einen Monat früher als bei uns — auf den Februar. Die Kurve der Mortalität verläuft für unsere Gegend durchaus anders, als die der Morbidität, mit einer Menge unregelmässiger Schwankungen, aber ob diese nicht zum Theil bedingt sind durch die verhältnissmässig kleinen Zahlen, mag dahinstehen.

Krankheitsfälle.

		I.	II.	III.	IV.	V.	VI.	VII.	VIII.	IX.	X.	XI.	XII.
Absolute Zahlen	Thüringen 4370	336	236	181	235	312	398	329	570	539	612	430	202
	Meissen 821	71	36	42	54	55	60	97	101	110	77	67	51
Verhältnisszahlen Summa = 1200	Thüringen	92	65	45	64	85	109	90	156	149	169	119	55
	Meissen	104	53	61	79	80	88	142	148	161	112	98	75

Todesfälle.

	I.	II.	III.	IV.	V.	VI.	VII.	VIII.	IX.	X.	XI.	XII.
Absolute Zahlen 113	5	11	6	6	13	6	8	17	13	16	7	5
Verhältnisszahlen 113 = 1200	53	117	64	64	138	64	85	187	138	170	75	53

Taf. IV. — Kurve 20.

Anhangsweise mag hier die Influenza, die mit dem Jahre 1874 vom Fragebogen verschwunden ist, berührt werden; in eigentlich grösserer Verbreitung scheint sie nur im Jahre 1873, das mehr als die Hälfte sämmtlicher Fälle aufzuweisen hat, geherrscht zu haben; es sind vom Jahre 1869—73 gemeldet worden 810 Erkrankungs- mit 10 Todesfällen, i. e. 1,23 %. Die ersteren vertheilen sich in folgender Weise auf die einzelnen Monate:

	I.	II.	III.	IV.	V.	VI.	VII.	VIII.	IX.	X.	XI.	XII.
Absolute Zahl = 810	84	140	187	159	57	16	21	7	51	21	18	49
Verhältnisszahlen 810 = 1200	124	208	277	235	84	24	31	10	75	31	27	73

Vergleicht man damit die Zahlen, die oben für Bronchialkatarrh mitgetheilt sind, so ergiebt sich dieselbe Vertheilung auf die Monate: Minimum im August, Maximum im März, nur sind die Schwankungen beträchtlicher, der Abstand zwischen Maximum und Minimum bedeutend grösser. Die Vertheilung auf die einzelnen Gegenden bestätigt im Allgemeinen die Ansicht Lebert's, die auch von Lombard (cl. d. m. p. 83) wiederholt ist (la grippe paraît moins fréquente sur les hauteurs que dans le fond des vallées): die Mehrzahl der registrirten Fälle betrifft das Thüringer Becken, vom Rücken des Waldes sind fast gar keine mitgetheilt worden. Im Fragebogen der Jahre 1874 und 1875 ist Influenza gar nicht vorgedruckt und ist nur von einzelnen Kollegen über ihr Vorkommen berichtet worden, im Fragebogen des Jahres 1876 ist sie mit akutem Bronchialkatarrh in einer Gruppe vereinigt.

Vom **Abdominaltyphus** wird noch vielfach angenommen, dass er in grösserer Höhe über dem Meere seltener sei als im Flachlande, wenn nicht ganz fehle, allein schon Lombard (cl. d. m. p. 94) sagt in dieser Beziehung: l'ensemble des documents, que j'ai réunis sur la fréquence de la fièvre typhoide, me conduit à la considérer comme atteignant des vallées les plus élevées et ceux des regions moyennes et inférieures de nos Alpes. Depuis l'hospice de St. Bernard jusqu' aux bords des principaux lacs de la Suisse l'on voit régner à certaines époques des épidémies, und keiner der Beobachter von Gebirgsstationen hat über Typhusimmunität seines Praxisbezirkes zu berichten gewusst; dazu sind gerade in Thüringen in einzelnen sehr hoch gelegenen Ortschaften mörderische Epidemien vorgekommen*) und wenn aus den Jahresberichten, die die meiningischen Physiker einzureichen haben, Veröffentlichungen stattfänden, so würde noch ein gutes Theil von Epidemien im Hochlande mehr bekannt sein; der einzige Ort, von dem der Berichterstatter erwähnt, es sei seit einer langen Reihe von Jahren dort nie Typhoid vorgekommen, ist das im Thüringer Becken gelegene Neumark. Die Schwankungen in der Häufigkeit des Typhoids in den einzelnen Jahren sind nicht so bedeutend, wie die der akuten Exantheme, nur im Jahre 1869 und 1870 ist ihre Zahl geringer, es fallen durchschnittlich auf jeden Mitarbeiter, resp. Beobachtungsstation Typhoidfälle:

1869 = 10
1870 = 10
1871 = 25
1872 = 28
1873 = 22
1874 = 24
1875 = 29

ebenso ist im Medizinalbezirke Meissen der jährliche Prozentsatz des Typhoid gleichmässiger, als der der akuten Exantheme oder des Keuchhustens; so betrug er im Jahre

1867 = 123	⁰/₀₀₀ der Gesammtmorbidität.
1868 = 159	
1869 = 128	
1870 = 122	
1871 = 164	
1872 = 129	

Ueber die Jahreskurve des Typhoid schreibt Haller (p. 29): „Das Minimum typhöser Erkrankungen fällt in den Spätherbst, und es sind die Monate Oktober und November diejenigen, wo die Entwickelung einer stärkeren Epidemie am wenigsten zu besorgen wäre; im De-

*) über eine Epidemie in dem 759 Meter hoch gelegenen Frankenheim vgl. Corr.-Bl. 1876 p. 113—123 und 1879 p. 293—296, über eine solche in dem 659 Meter hoch gelegenen Schnett ebenda p. 282.

zember tritt eine rasche Wendung zum Schlimmern ein, die sich epidemisch ausbreitende Krankheit gewinnt schon in diesem oder doch dem nächsten Monate ihre grösste Höhe und dauert unter Nachlässen bis zum Eintritt des Frühlings“. Ganz anders verläuft die Jahreskurve des Typhoid bei uns, dort, wo bei Haller Minimum war, ist bei uns Maximalstand: im Oktober, die niedrigste Krankenzahl findet sich im März, und ähnlich ist der Verlauf auch im Medizinalbezirk Meissen: das Minimum fällt auf den Februar, das Maximum auf September und Oktober, auf den Herbst trifft in den beiden letztgenannten Statistiken mehr als ein Drittel der Gesammtkrankenzahl, in Wien nur ein reichliches Fünftel, dort trifft auf Frühjahr ein reichliches Viertel, bei uns und im Medizinalbezirk Meissen nur ein Fünftel; weitere Zahlen finden sich hierüber mitgetheilt von Pfeiffer (Beiträge p. 82), allerdings zum Theil nach Todesfällen, aber es fallen von diesen — wenigstens bei uns mehr auf die 5 ersten Monate als Erkrankungsfälle, während vom Juni bis September die Sterblichkeit verhältnissmässig kleiner ist.

Krankheitsfälle.

		I.	II.	III.	IV.	V.	VI.	VII.	VIII.	IX.	X.	XI.	XII.
Absolute Zahlen	Thüringen 5566	522	386	315	295	332	317	382	505	675	702	634	491
	Wien 12106	1259	980	1251	867	946	863	973	947	1049	856	802	1312
	Meissen 805	60	33	46	55	75	50	66	88	108	94	74	56
Verhältnisszahlen Summa=1200	Thüringen	113	83	68	64	71	69	82	108	145	151	137	106
	Wien	125	97	124	86	94	86	96	94	104	85	79	130
	Meissen	90	49	69	82	112	74	98	118	161	141	111	84

Sterbefälle.

	I.	II.	III.	IV.	V.	VI.	VII.	VIII.	IX.	X.	XI.	XII.
Absolute Zahlen 543	57	48	53	32	32	25	31	40	43	67	61	54
Verhältnisszahl 543 = 1200	126	106	117	70	70	55	69	88	95	146	135	119

Taf. IV. — Kurve No. 21.

Die Sterblichkeit im Durchschnitt der Jahre 1869=7875 beträgt 9,75 $^0/_0$ (543 : 5566) mit beträchtlichen Schwankungen in den einzelnen Jahren; 8,4 $^0/_0$ — 1869 und 13,8 $^0/_0$ 1870 sind die beobachteten Extreme; beträchtlich höher als bei uns ist die Sterblichkeit im Medizinalbezirk Meissen: im Durchschnitt 14,53 $^0/_0$ und in keinem Jahre unter 10 $^0/_0$, einmal aber 20 $^0/_0$ erreichend; in den Krankenhäusern des deutschen Reichs 1877 war die Sterblichkeit an Typhoid 12,7 $^0/_0$.

Erysipelas findet sich als Vordruck nur auf dem Fragebogen der Jahre 1872 und 1873 und erst wieder 1876, während der dazwischenliegenden Jahre haben nur einzelne Kontribuenten regelmässig über diese Krankheit berichtet. Die in den Jahren 1872 und 1873 gemeldeten 363 Erkrankungsfälle treffen zu beinahe $^4/_5$ auf die Zeit vom Oktober 1872 — Mai 1873, so dass man hier fast von epidemischer Verbreitung des Rothlaufs sprechen möchte; viel gleichmässiger auf die einzelnen Monate sind die Krankheitsfälle des Jahres 1876 vertheilt, wenn auch nicht in der gleichmässigen Weise, wie sie z. B. in der Statistik Hallers auftreten. Die Vertheilung der Fälle auf die Monate ist in jeder der unten folgenden Zahlenreihen verschieden, wohl z. Th. mit bedingt durch die kleinen hier benutzten Zahlen, und aus ihnen irgendwelche Folgerungen betreffs Einfluss der Jahreszeit etc. ableiten zu wollen, scheint mir verfrüht.

		I.	II.	III.	IV.	V.	VI.	VII.	VIII.	IX.	X.	XI.	XII.
Absolute Zahlen	Thüringen (1876) 197	21	21	20	23	14	19	12	19	8	15	19	6
	Meissen 391	27	23	35	32	29	31	37	37	26	42	45	27
	Nordseeküste 166	21	7	11	13	17	17	22	10	14	18	8	8
	Wien 1412	110	110	111	94	126	126	118	121	107	147	113	129
Verhältnisszahlen, Sa. = 1200	Thüringen 1876	128	128	122	140	85	117	73	117	49	91	117	37
	Meissen	83	71	107	98	89	95	114	114	80	129	138	83
	Nordseeküste	152	50	80	94	123	123	159	72	101	130	58	58
	Wien	93	93	94	79	107	107	100	103	91	125	96	109

Die Sterblichkeit des Erysipels beträgt bei uns 2,75 %, im Medizinalbezirk Meissen etwas mehr 3,32 %; in der Schmalkaldener Statistik kommen auf 250 Erkrankungs- 4 Todesfälle, i. e. 1,6 % in der von Apolda 5 auf 161 Erkrankungen = 3,7 %, zwischen dieser Sterbeziffer und der der Meissener Statistik steht mit 3,5 %, die der Krankenhäuser des deutschen Reichs in der Mitte.

Eine andere der zymotischen Krankheiten, die u. a. für die Küstengebiete der Nordsee von ungemeiner Bedeutung ist, das Wechselfieber, kommt bei uns äusserst selten vor; dass es früher in dieser Beziehung zum Theil anders bei uns war, hat Pfeiffer (Beiträge p. 19—23) gezeigt; auf keinem der Fragebogen ist sie mit im Vordruck begriffen gewesen; die Orte, von denen über sie Nachricht eingegangen ist, liegen zum Theil im Werrathale (Meiningen, Tiefenort), zum Theil im Thüringer Becken (Greussen, Frankenhausen, Weissensee), zum Theil im Voigtlande (Könitz und Greiz), eine Reihe von Fällen ist aus Jützerbach gemeldet, ein sporadischer Fall endlich aus Ohrdruff.

Nicht die unwichtigste der im Fragebogen vertretenen Krankheiten ist die Diphtheritis; in früheren Morbiditätsstatistiken, z. B. derjenigen der norddeutschen Küste, fehlt sie völlig, nimmt aber allmälig mehr und mehr zu und ist kein Monat vergangen, in dem nicht über eine Reihe von Fällen berichtet worden wäre; es treffen im Durchschnitt auf jeden Beobachter, resp. Beobachtungsort Fälle

im Jahre 1869 = 15
„ „ 1870 = 17
„ „ 1871 = 13
„ „ 1872 = 19
„ „ 1873 = 21
„ „ 1874 = 19
„ „ 1875 = 41

und im Medizinalbezirke Meissen machte sie aus

1867 = 31
1868 = 40
1869 = 28
1870 = 32
1871 = 70
1872 = 100 } ‰₀ der Gesammtmorbidität,

nur ist für unsere Zahlen zu bemerken, dass manche Kollegen auch Fälle von Scharlach mit komplizirender Diphtheritis als Diphtheritis rubrizirt haben, in dies Fach nicht nur die einfache unkomplizirte Diphtheritis eingereiht haben. Gegenüber dem hohen Sterblichkeitsverhältniss, das die Krankenhäuser des deutschen Reichs 1877 aufweisen: 19,18 %, erscheint das unserer Statistik noch relativ günstig: es treffen auf 5404 Erkrankungs- 502 Todesfälle, i. e. 9,37 %, ganz auffallend bösartig muss aber die Kranheit im Medizinalbezirk Meissen verlaufen sein, da hier auf 317 Erkrankungs- 80 Todesfälle treffen, i. e. 25,24 %. Die Sterblichkeit ist im Dezember, Januar und März etwas grösser, vom April bis August an etwas kleiner, als der Krankenzahl entsprechend. Die Vertheilung der Sterbefälle, wie der Erkrankungen auf die einzelnen Monate zeigen folgende Zahlen:

Erkrankungen.

		I.	II.	III.	IV.	V.	VI.	VII.	VIII.	IX.	X.	XI.	XII.
Absolute Zahlen	Thüringen	559	522	445	404	411	374	301	243	350	520	631	644
	Meissen	31	24	16	17	13	15	23	19	28	55	43	33
Verhältnisszahlen Summa = 1200	Thüringen	124	116	99	89	91	83	67	50	78	117	140	143
	Meissen	117	91	60	64	50	57	87	69	106	208	163	125

Sterbefälle.

	I.	II.	III.	IV.	V.	VI.	VII.	VIII.	IX.	X.	XI.	XII.
Absolute Zahlen = 502	61	46	51	37	35	29	18	20	34	52	57	62
Verhältnisszahlen 502 = 1200	145	109	124	86	82	69	43	47	81	119	136	148

Während die Morbiditätskurve des Medizinalbezirks Meissen grosse Uebereinstimmung mit der aus 5220 Fällen abgeleiteten Kurve zeigt, die Krieger Tab. XIX seiner ätiologischen Untersuchungen giebt — es fällt der Gipfel auf den Oktober, der tiefste Stand auf den Mai und Juni — finden sich bei unseren Zahlen manche Abweichungen: es fällt das Maximum auf November und Dezember, das Minimum auf den August, der Mai nimmt erst die sechstniedrigste Stelle ein; ob dies bedingt ist durch Vermischung der reinen Diphtherie und der Scharlachdiphtherie — das Scharlach gipfelt ja nach unseren Zahlen vom November bis Januar und hat seinen Minimalstand im Juli — oder ob Kriegers Kurve, nach den Erfahrungen von zwei Jahren aufgezeichnet, nicht rein von zufälligen Einflüssen ist, die bei unserer auf 7 Jahren beruhenden Statistik eher auszuschliessen sind, mag dahin stehen. Krieger macht bei Erläuterung der so eben erwähnten Kurventafel darauf aufmerksam, wie der Kroup zeitlich der Diphtheritis nachfolge, und sieht man auch auf der erwähnten Tafel den Gipfel der Kroupkurve (dargestellt nach 939 Erkrankungen) im Januar und Februar, den Minimalstand zugleich mit dem der Diphtheritis. Bei uns ist Kroup erst im Jahre 1876 als besondere Rubrik gezählt und im ganzen nur 123 Fälle, das Maximum dieser fällt in steilem Kurvengipfel auf den März, das Minimum auf Juli; im Medizinalbezirk Meissen sind von 1867—1872 zusammen 263 Kroupfälle gezählt, die sich auf die Monate so vertheilen, dass ein hoher Krankenstand zusammen mit einem gleichen der Diphtheritis auf Oktober fällt, ein zweiter fast ebenso hoher Krankenstand im März zusammen mit einem sehr geringen Stand von Diphtheritiskranken; die Zahlen sind jedoch wohl, ebenso wie die unsrigen, zu klein, um daraus weitergehende Schlüsse ziehen zu können.

		I.	II.	III.	IV.	V.	VI.	VII.	VIII.	IX.	X.	XI.	XII.
Absolute Zahlen	Thüringen	13	13	31	15	10	4	3	4	7	2	10	11
	Meissen	27	23	35	24	14	17	16	6	20	37	19	25
Verhältnisszahlen	Thüringen	128	128	303	146	97	39	29	39	68	19	98	107
Summa = 1200	Meissen	123	104	160	110	64	77	73	27	92	170	87	114

Ausser der Nichtharmonie der Kroupkurve mit der Diphtheritiskurve dürfte auch noch der ganz andere Verlauf zu bemerken sein, den der Kehlkopfskatarrh hat, cf. Kurve X; das häufigere Vorkommen des Kroup im Frühjahr erwähnt übrigens auch Hirsch (II. p. 121). Die Sterblichkeit des Kroup ist bedeutend höher, als die der Diphtheritis, für unsere Gegend 31,71 % (39 : 123) und im Medizinalbezirk Meissen 45,42 % (119 : 263). — Auf beifolgender Kurventafel

Taf. IV. — Kurve 22

ist die Diphtheritis nach den Erkrankungen der Jahre 1869—1875, der Kroup nach denen des Jahres 1876 dargestellt.

Ueber die Verbreitung der Dysenterie in Thüringen in früheren Jahren ist von Pfeiffer (Beiträge p. 92—99) das bezügliche Material zusammengestellt und dann speziell die Verbreitung der Ruhr in Weimar während des Jahres 1868 besprochen worden; für das Jahr 1869 scheint die Verbreitung der Ruhr in Thüringen noch ziemlich gross gewesen zu sein, um dann nach einer Minderung im Jahre 1870 während der nächsten Jahre ständig und ziemlich stark zu steigen; 1874 ist ein kleiner Rückgang bemerklich, 1875 ein stärkerer und 1876 scheint die Verbreitung — wegen der anderen Zählungsweise lässt sich dies nicht mit absoluter Sicherheit sagen — noch weiter abgenommen zu haben; es wurden durchschnittlich vom Beobachter, resp. Beobachtungsorte Ruhrfälle gemeldet:

1869 = 8
1870 = 4
1871 = 6
1872 = 7
1873 = 16
1874 = 15
1875 = 9

Während die meisten und grössten Epidemien von den nosologischen Beobachtungsstationen der Saalplatte, wie des Thüringer Beckens gemeldet werden, kommen auf dem Rücken und Abhang des Thüringer Waldes nur sporadische Fälle vor, doch scheint dies nicht etwa — wie Fuchs meinte — in ihrer Immunität durch die Höhenlage*) begründet zu sein, — sind doch u. a. im Correspondenzblatte 1879 intensive Ruhrepidemien aus den 590, resp. 509 Meter hoch in der Rhön gelegenen Orten Reulbach und Simmershausen berichtet — als an bisher noch unbekannten Einflüssen. Auf eine Eigenthümlichkeit, die die Ruhr vor anderen epidemischen Krankheiten voraus hat, sei hier noch aufmerksam gemacht, dass auf eine starke Epidemie in dem einen Jahre im nächstfolgenden und einzeln auch noch im dritten Jahre eine schwächere nachfolgt. Drei Beispiele mögen dies illustriren, einmal für den Praxisbezirk Tonna 1873 und 1874:

		I.	II.	III.	IV.	V.	VI.	VII.	VIII.	IX.	X.	XI.	XII.
(178)	1873	—	—	—	—	—	4	42	43	77	12	—	—
(28)	1874	1	—	—	—	—	—	—	15	8	—	4	—

sodann für den Praxisbezirk Dornburg in den Jahren 1874 und 1875:

		I.	II.	III.	IV.	V.	VI.	VII.	VIII.	IX.	X.	XI.	XII.
(219)	1874	—	—	—	—	—	—	—	32	83	104	—	—
(164)	1875	—	—	—	—	—	—	7	35	93	29	—	—

endlich für die Stadt Apolda**) in den Jahren 1873, 74, 75:

		I.	II.	III.	IV.	V.	VI.	VII.	VIII.	IX.	X.	XI.	XII.
(126)	1873	1	—	—	—	1	—	8	19	68	17	—	1
(41)	1874	—	1	—	—	3	1	4	4	10	14	4	1
(11)	1875	—	—	—	—	—	2	3	2	3	1	—	—

*) Diese Immunität der Höhen gegen Ruhr (u. a. auch von Mühry behauptet) widerlegt Hirsch (II. p. 236) mit einer Reihe von Beispielen, aber auch für das Vorkommen dieser Krankheit in nordischen Gegenden, das Hirsch (a. a. O. p. 221) noch bestreitet, führt Lombard hinreichend Beweise an, so bei den Eskimos (cl. m. II. p. 23), in Island (l. c. p. 50), in Norwegen und Schweden (l. c. p. 78, 79 und 104), endlich Sibirien (l. c. p. 233) u. a. m.

**) nach den Mittheilungen nur eines Kollegen dort.

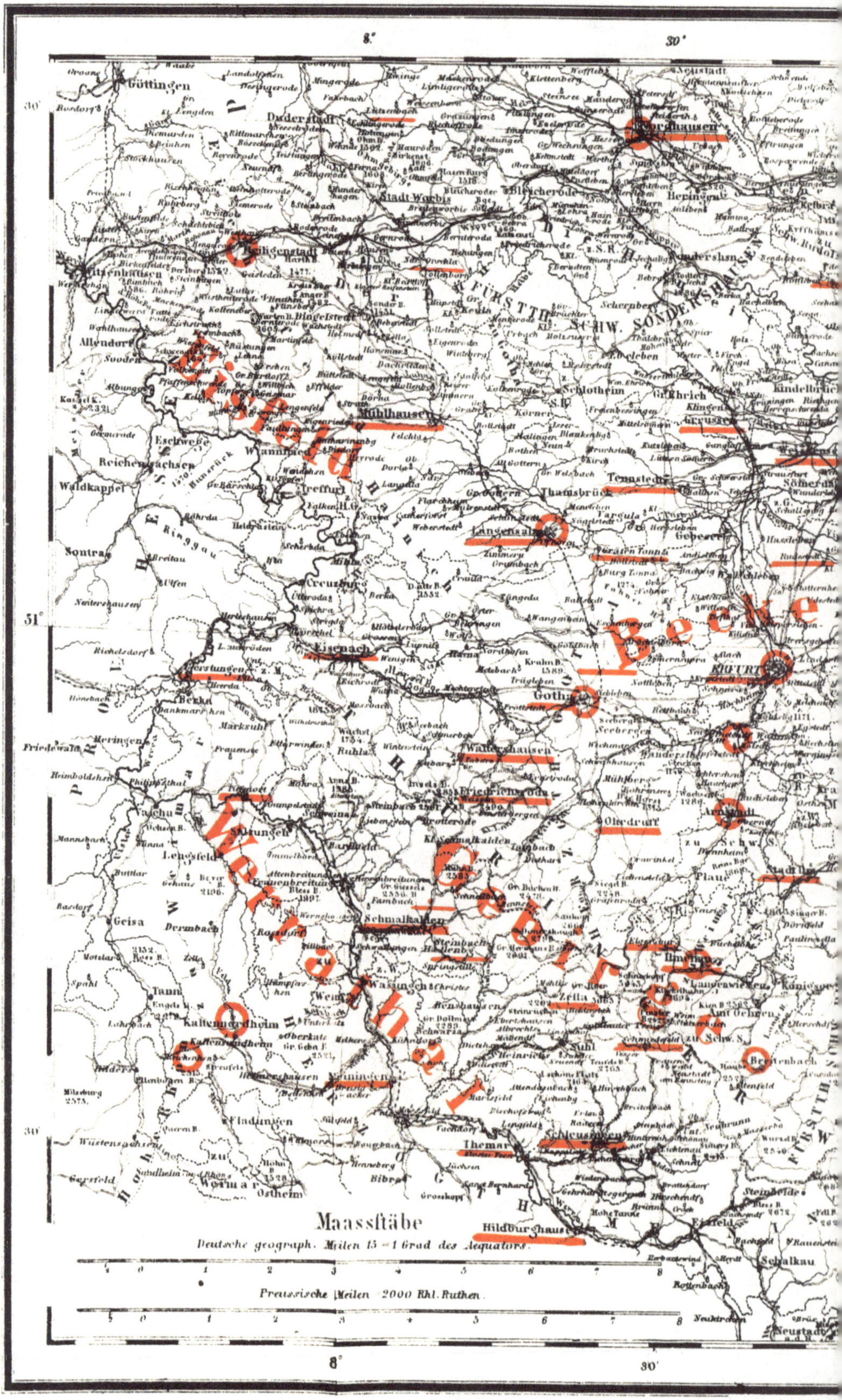

Göttingen
Duderstadt
Nordhausen
Heiligenstadt
Stadt Worbis
Bleicherode
Sondershausen
Mühlhausen
Eschwege
Reichensachsen
Waldkappel
Sontra
Langensalza
Thamsbrück
Tennstedt
Gotha
Eisenach
Creuzburg
Gerstungen
Erfurt
Arnstadt
Ohrdruff
Waltershausen
Friedrichroda
Salzungen
Schmalkalden
Steinbach
Wasungen
Zella
Suhl
Ilmenau
Meiningen
Kaltennordheim
Themar
Schleusingen
Hildburghausen
Eisfeld
Schalkau
Geisa
Dermbach
Tann
Fladungen
Ostheim
Maassstäbe
Deutsche geograph. Meilen 15 = 1 Grad des Aequators
Preussische Meilen 2000 Rhl. Ruthen
Eichsfeld
Werrathal
Gebirge
Becke

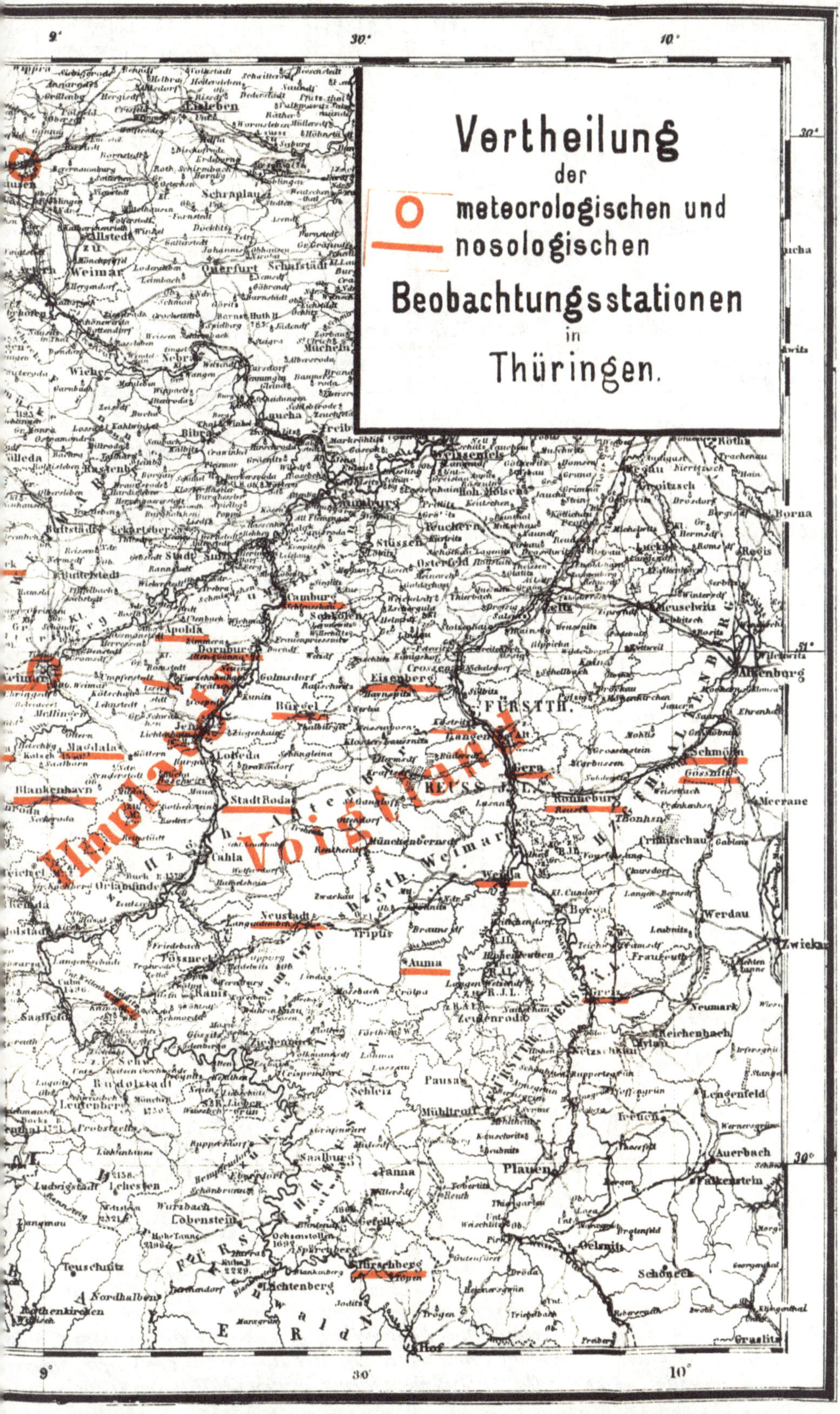
Vertheilung der meteorologischen und nosologischen Beobachtungsstationen in Thüringen.
Ilmplatte
Voigtland
FÜRSTTH. REUSS J. L.
Weimar
Erfurt
Apolda
Jena
Gera
Altenburg
Plauen
Hof
Saalfeld
Rudolstadt
Eisenberg
Naumburg
Zeitz
Weissenfels
Ronneburg
Schmölln
Gössnitz
Greiz
Weida
Neustadt
Auma
Hirschberg
Stadt Roda
Bürgel
Camburg
Dornburg
Magdala
Blankenhayn
9°
30'
10°
51°

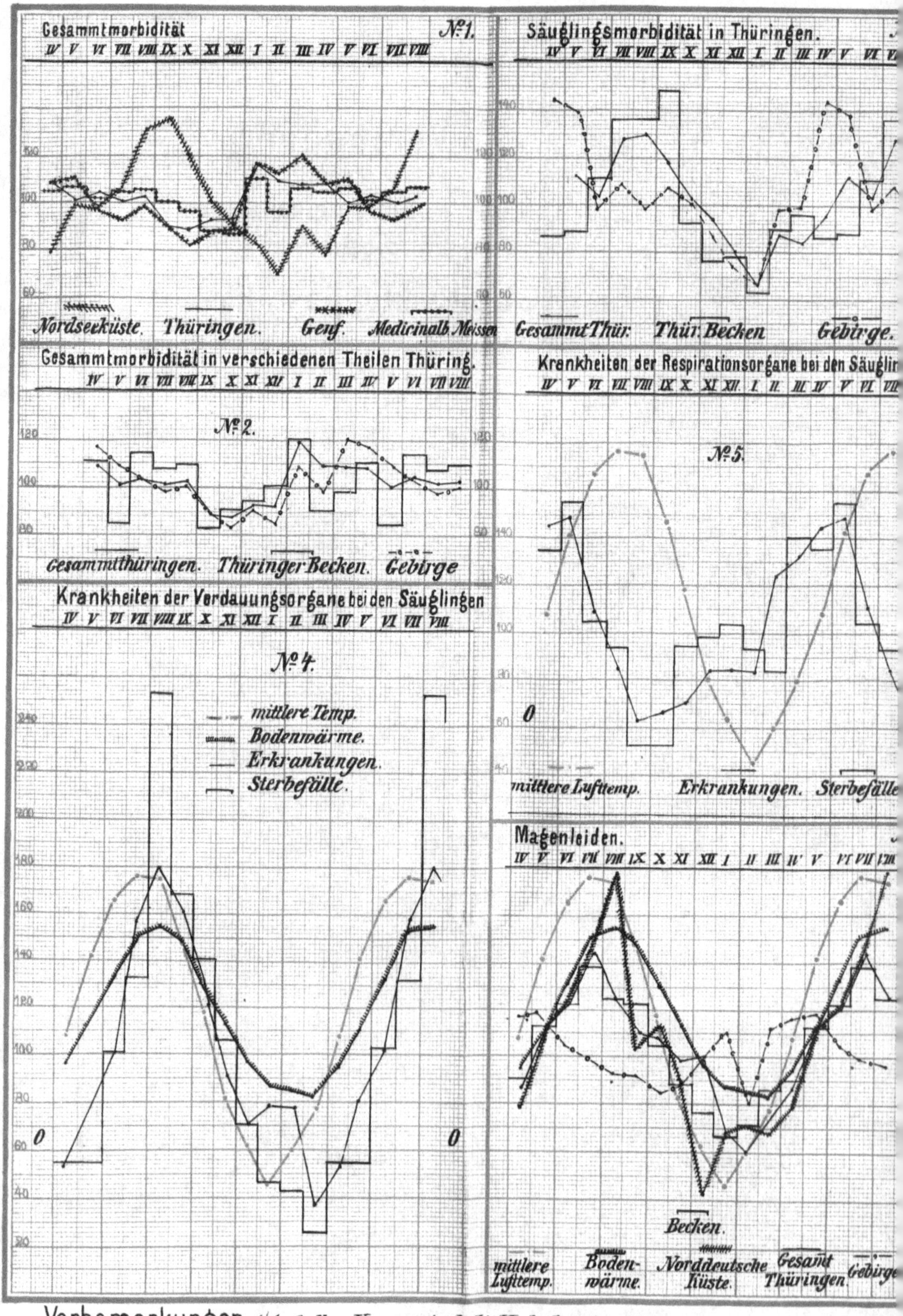

Vorbemerkungen. 1) Auf allen Kurven sind die Verhältnißzahlen eingetragen derart, dass
finden, beziehen sich die Zahlen auf Thüringen. 3) Auf Kurven, wo die Lufttempera
durch ▬▬▬ angedeutet ist. Je 0,3° Celsius beider entsprechen 1 Millimeter. 4) Auf allen Ku

Taf. II.

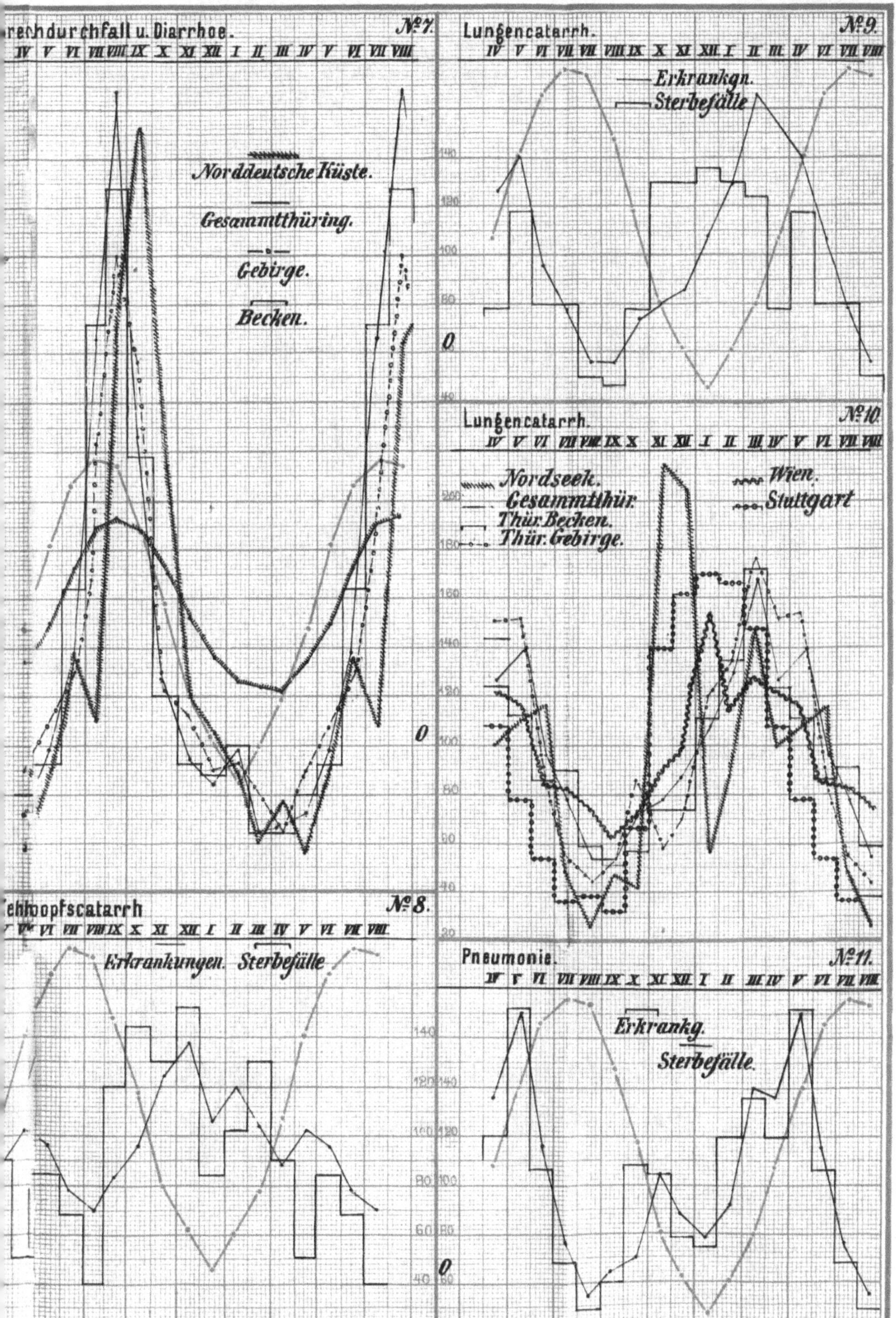

smalige Summe=1200 gesetzt ist. 2) Wo keine weiteren Bemerkungen sich
tragen ist, ist diese stets durch —·— bezeichnet, während die Bodentemperatur
ı entspricht 1 Millimeter = 2 Krankheitsfällen.

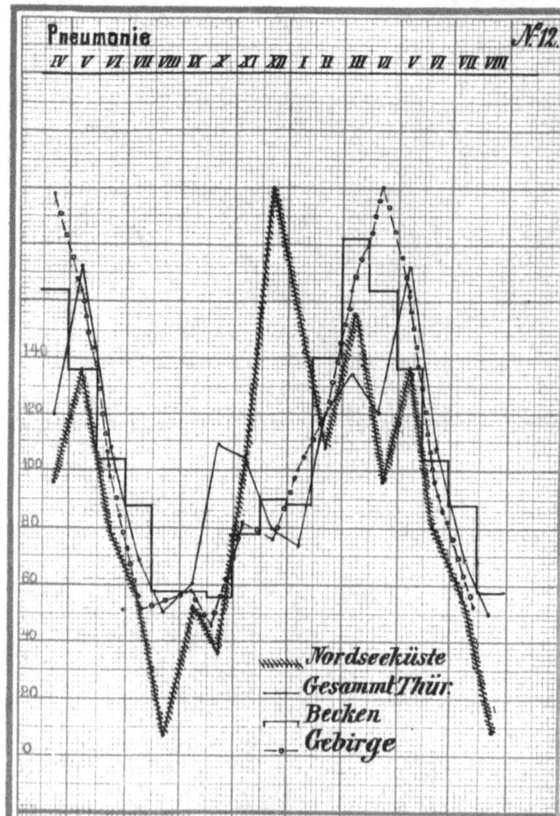
Pneumonie
№ 12.
IV V VI VII VIII IX X XI XII I II III IV V VI VII VIII
140
120
100
80
60
40
20
0
Nordseeküste
Gesammt Thür.
Becken
Gebirge

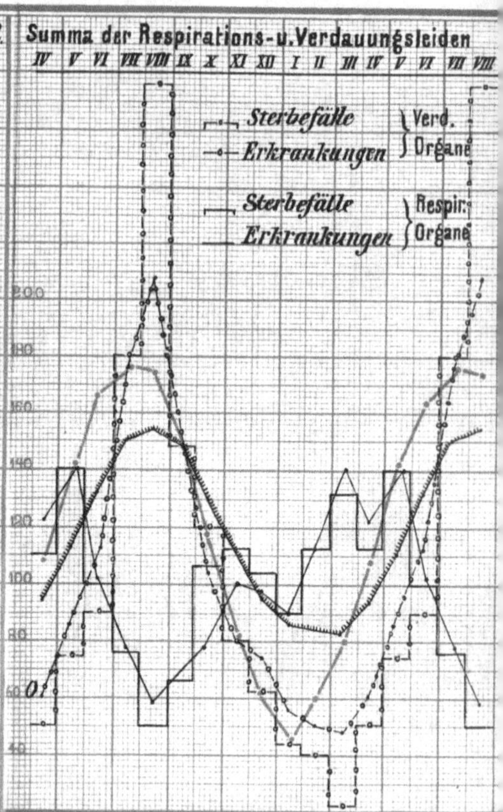
Summa der Respirations- u. Verdauungsleiden
IV V VI VII VIII IX X XI XII I II III IV V VI VII VIII
Sterbefälle
Erkrankungen
Verd. Organe
Sterbefälle
Erkrankungen
Respir. Organe
200
180
160
140
120
100
80
60
40

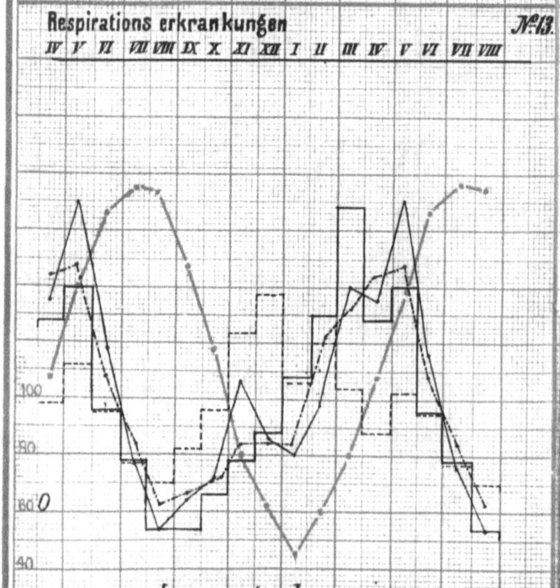
Respirations erkrankungen
№ 13.
IV V VI VII VIII IX X XI XII I II III IV V VI VII VIII
100
80
60
40
20
0
Lungencatarrh
Kehlkopfcatarrh
Lungenentzündung
Respirations Erkrank. der Säuglinge

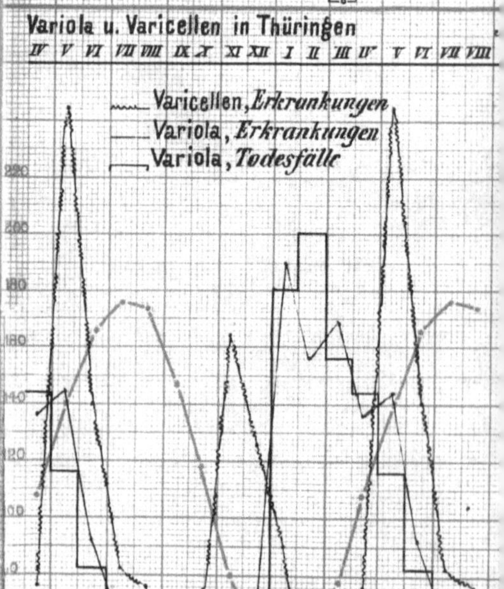
Variola u. Varicellen in Thüringen
IV V VI VII VIII IX X XI XII I II III IV V VI VII VIII
Varicellen, Erkrankungen
Variola, Erkrankungen
Variola, Todesfälle
220
200
180
160
140
120
100
0

Taf. III.

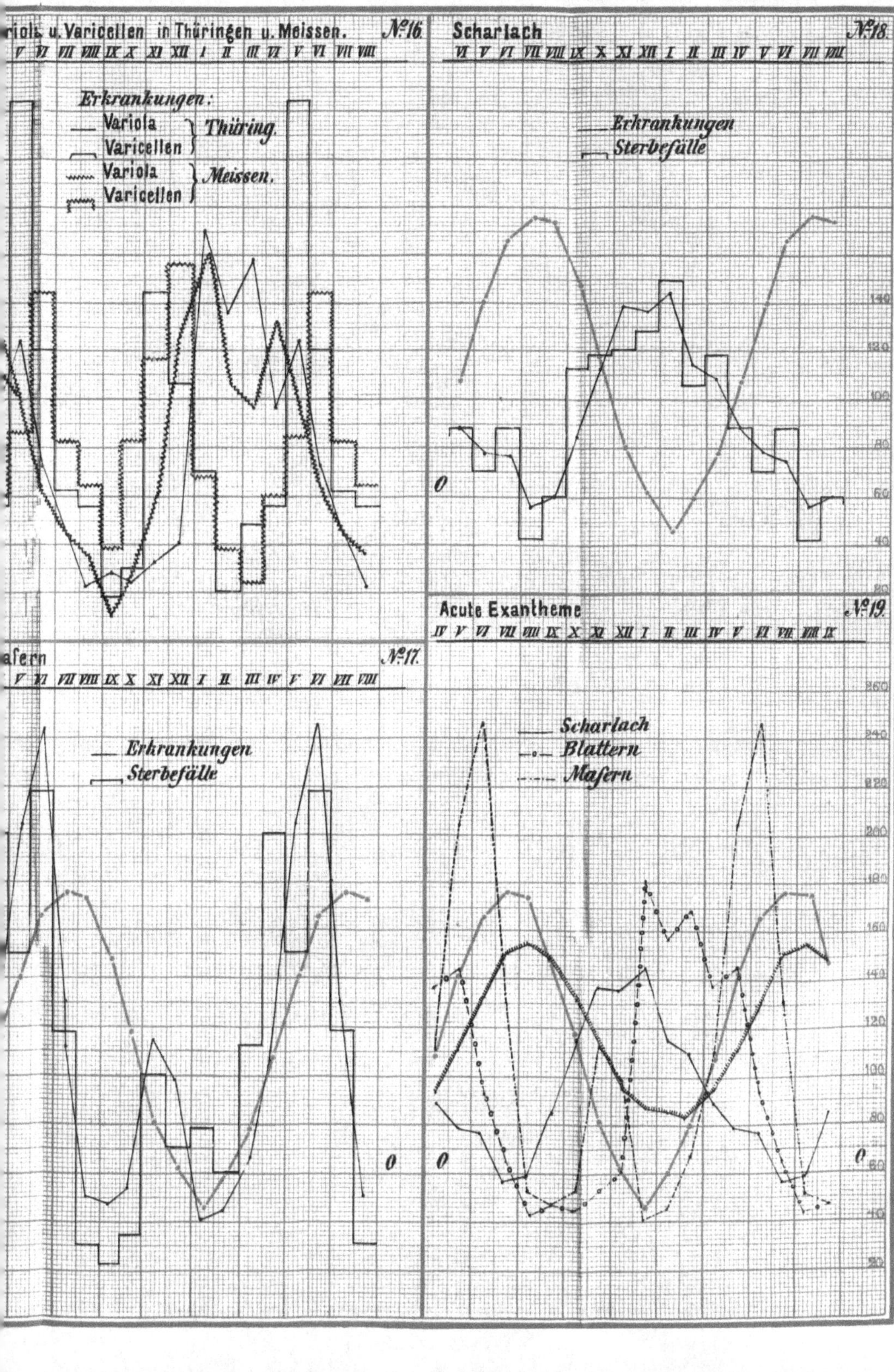
riola u. Varicellen in Thüringen u. Meissen.
№ 16.
V VI VII VIII IX X XI XII I II III VI V VI VII VIII
Erkrankungen:
Variola
Varicellen
Thüring.
Variola
Varicellen
Meissen.
Scharlach
№ 18.
VI V VI VII VIII IX X XI XII I II III IV V VI VII VIII
Erkrankungen
Sterbefälle
0
140
120
100
80
60
40
20
Masern
№ 17.
V VI VII VIII IX X XI XII I II III IV V VI VII VIII
Erkrankungen
Sterbefälle
0
Acute Exantheme
№ 19.
IV V VI VII VIII IX X XI XII I II III IV V VI VII VIII IX
Scharlach
Blattern
Masern
260
240
220
200
180
160
140
120
100
80
60
40
20
0

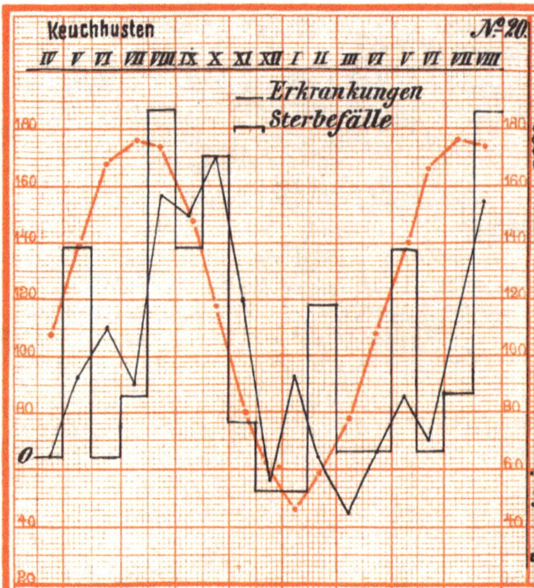
Keuchhusten
№ 20.
IV V VI VII VIII IX X XI XII I II III IV V VI VII VIII
Erkrankungen
Sterbefälle

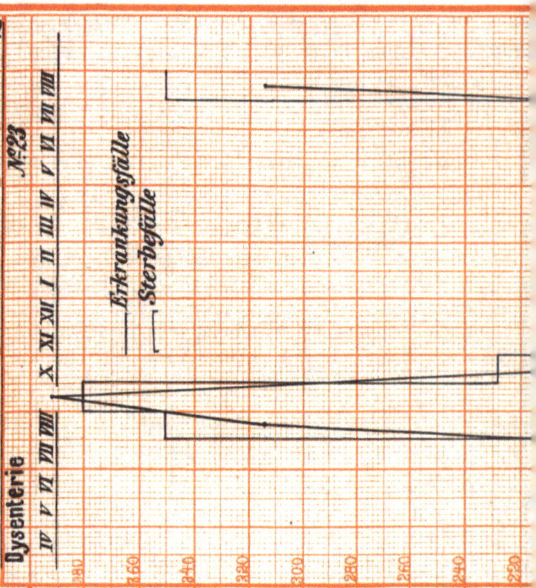
№ 23
Dysenterie
IV V VI VII VIII IX X XI XII I II III IV V VI VII VIII
Erkrankungsfälle
Sterbefälle

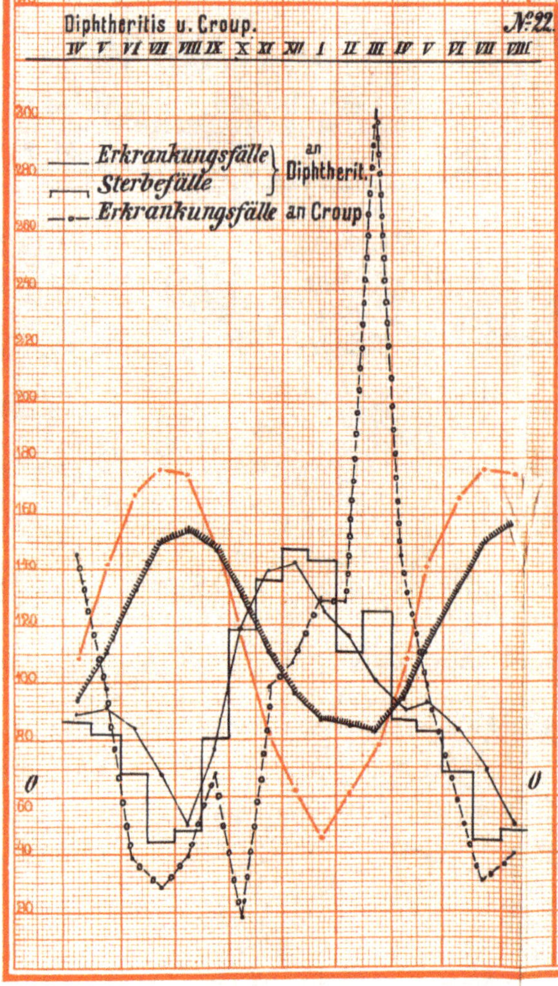
Diphtheritis u. Croup.
№ 22.
IV V VI VII VIII IX X XI XII I II III IV V VI VII VIII
Erkrankungsfälle
Sterbefälle
an Diphtherit.
Erkrankungsfälle an Croup

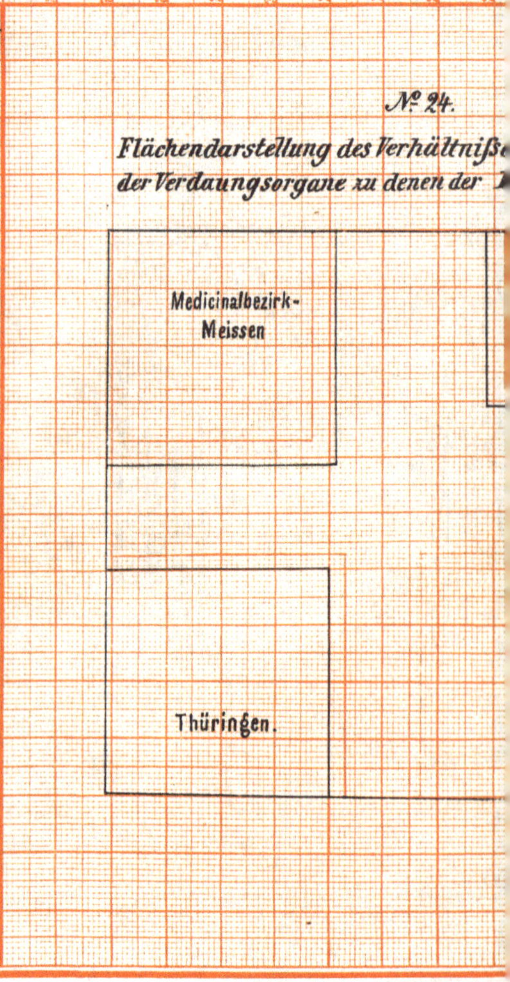
№ 24.
Flächendarstellung des Verhältniße
der Verdauungsorgane zu denen der
Medicinalbezirk-Meissen
Thüringen.

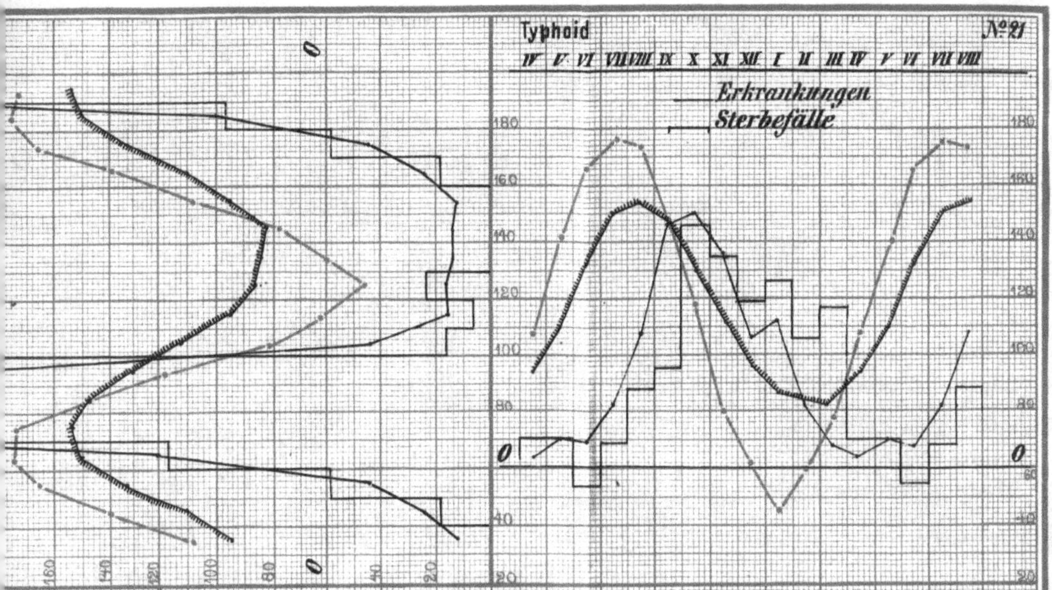

'den
.

sche
.

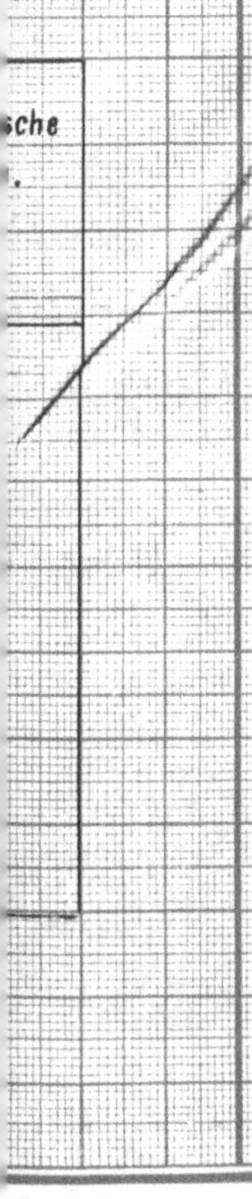

№ 25.

Flächendarstellung des Verhältnißes der Leiden der Verdauungsorgane zu denen der Luftwege in den verschiedenen Theilen Thüringens.

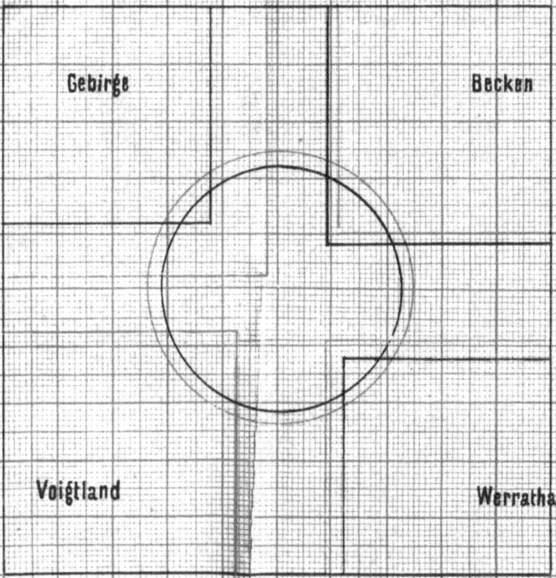

Flächendarstellung

1, Pneumonie und Pleuritis.
2, Akuter u. chronischer Lungenkatarrh incl. Emphysem
3, Hals u. Kehlkopfkatarrh incl. Croup
4, Respirationserkrankungen der Säuglinge.
5, Scrofulose u. Rachitis.
6, Carcinom.

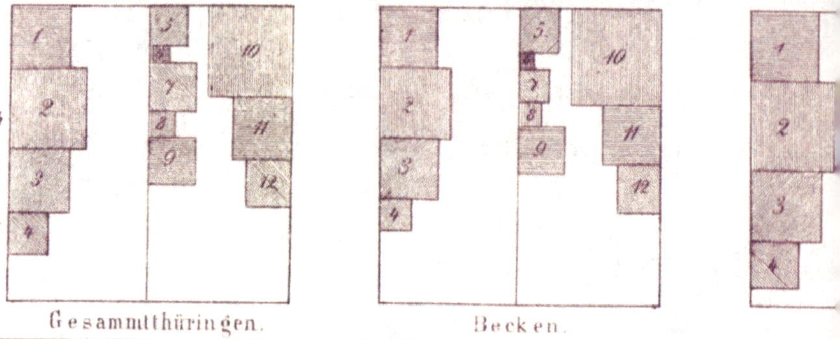

Flächendarstellung

1, Krankheiten der Respirationsorgane.
2, Krankheiten der Verdauungsorgane incl. Atrophie.

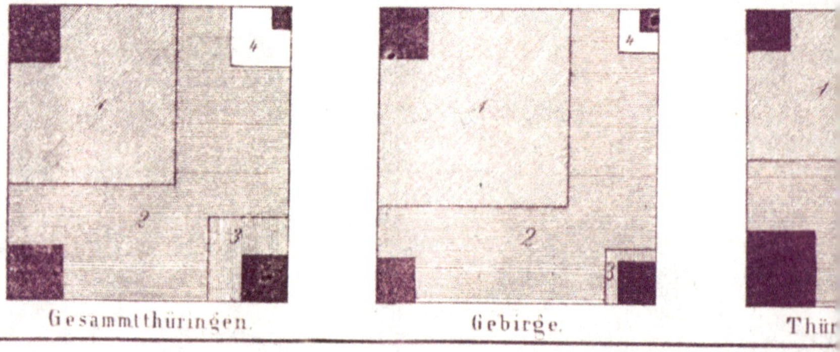

Flächendarstellung

a Gesammtmorbidität
b Infektionskrankheiten

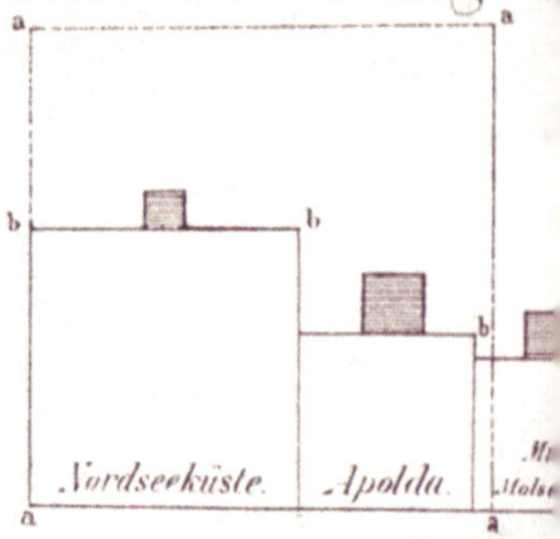

Gesammtmorbidität.

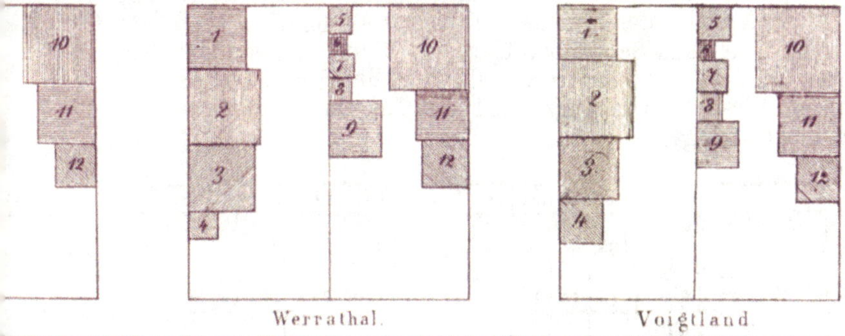

7, Tuberculose.
8, Organische Herzfehler.
9, Chlorosis.
10, Akute u. chronische Magenleiden incl. Ulcus und Cardialgie.
11, Brechdurchfall und Diarrhoe.
12, Verdauungskrankheiten der Säuglinge incl. Atrophie.

Säuglingskrankheiten.

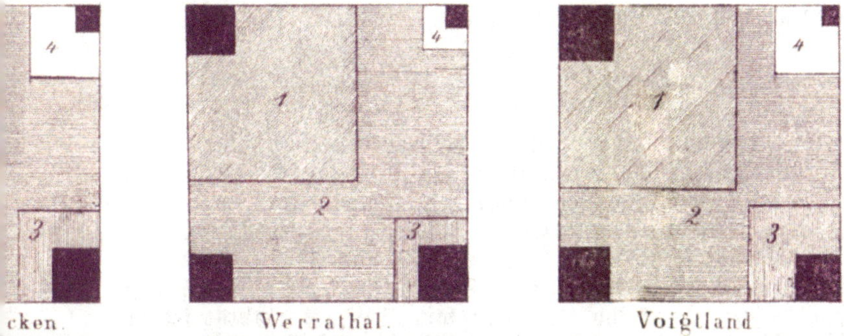

3, Krankheiten des Nervensystems u. Gehirns incl. Krämpfe.
4, Restirende Säuglingskrankheiten.
Schwarz: Todesfälle durch die Krankheiten 1-4 auf 10000 Kranke überhaupt.

Infektionskrankheiten.

Die schraffirten kleinen Quadrate zeigen an, wie viel von 10000 Kranken überhaupt an Infektionskrankheiten starben

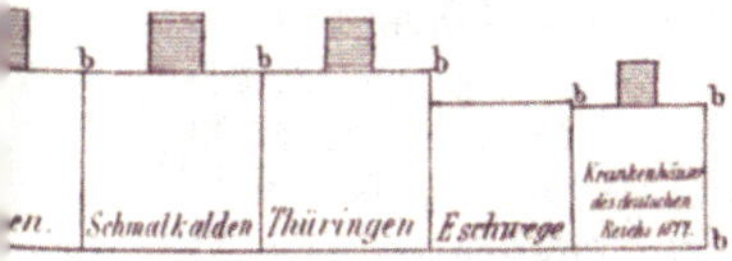

Ueber die jahreszeitliche Vertheilung der Ruhr ist in der ganzen Literatur nur eine Stimme, dass nämlich das Maximum der Krankheiten einen bis zwei Monate später falle als die heisse Witterung, und wird diese Ansicht durch unsere Zahlen vollinhaltlich bestätigt: es fallen auf August und September über die Hälfte und auf die vier Monate vom Juli bis Oktober mehr als $^5/_6$ aller Erkrankungsfälle; noch mehr als diese Erkrankungs- sind die Todesfälle auf diese Monate zusammengedrängt:

		I.	II.	III.	IV.	V.	VI.	VII.	VIII.	IX.	X.	XI.	XII.
Krankheitsfälle	Absolute Zahl = 2445	33	28	28	24	51	88	245	641	799	385	87	36
	Verhältnisszahl 2445 = 1200	16	14	14	12	25	44	120	314	392	189	43	17
Todesfälle	Absolute Zahl = 200	4	—	—	—	3	10	20	60	65	39	3	1
	Verhältnisszahl 205 = 1200	23	—	—	—	18	58	117	351	380	228	17	6

Es ist dadurch auch der Verlauf der Dysenteriekurve

Taf. IV. — Kurve 23

so steil, wie der keiner andern bisher betrachteten Krankheit. Die mittlere Sterblichkeit an Ruhr während der Jahre 1869—1875 war 9,38 % (205 : 2445) mit den Schwankungen in den einzelnen Jahren von 5,0 % bis zu 14,3 %; die einzelnen Epidemien besitzen sehr verschiedene Sterblichkeit, so z. B. Apolda 1873 nur 3,9 %, Tonna in demselben Jahre 12,9 %, Dornburg 1874 = 16,9 % und 1875 fast ebensoviel 15,9 %; über eine Epidemie mit 25 % Mortalität ist im Arch. d. Ver. f. gem. Arb. z. Förd. d. wiss. Heilk. Bd. V. p. 369—421 von Speck berichtet worden.

Zwei nur auf dem Fragebogen des Jahres 1876 erwähnte Infectionskrankheiten seien nur kurz erwähnt, einmal das Kindbettfieber, ein vager Begriff, mit dem der eine Arzt viel, jedes auch nur leichte Fieber im Verlaufe des Puerperium bezeichnet, der andere nur deutlich septicämische oder pyämische Erscheinungen; so wird die Verhältnisszahl von 16 $^0/_{000}$ auch nur einen sehr relativen Werth haben; in der Statistik des Medizinalbezirks Meissen sind unter demselben Namen 175 Fälle rubrizirt = 21 $^0/_{000}$. Syphilis ist im Jahre 1876 206mal notirt, i. e. 61 $^0/_{000}$, während sie im Medizinalbezirk Meissen fast doppelt so häufig beobachtet wird: 111 $^0/_{000}$ (644 : 58466). Während auf dem platten Lande diese Krankheit nur selten vorkommt, ist sie in Badeorten, Fabrik- und Garnisonstädten mehr oder minder reichlich vertreten, wie folgende kleine Zahlenreihe zeigen mag; es litten von je 10000 Kranken überhaupt an Syphilis:

in	Lobenstein	63
„	Ilmenau	119
„	Meiningen	86
„	Weida	262
„	Langensalza	72
„	Nordhausen	117
„	Weimar	106
„	Apolda (1864—1873)	143

Wie sehr die Häufigkeit der Infectionskrankheiten schwankt in den einzelnen Jahren — bald ist die eine äusserst selten und dafür eine andere sehr zahlreich vertreten, bald ändert in dem einem Jahre eine allein die ganze Verhältnisszahl der Häufigkeit dieser Gruppe — mag folgende Zahlenreihe aus dem Medizinalbezirke Meissen zeigen, in der von jeder dieser Krankheiten angegeben ist, wie viel $^0/_{000}$ der Gesammtmorbidität sie ausmacht. So gleichbleibend beispielsweise das Verhältniss der Magenleiden, der Bronchitiden etc. ist, so grosse Differenzen hier.

Jahr	1. Blattern	2. Masern	3. Scharlach	4. Typhoid	5. Diphtheritis	6. Ruhr	7. Keuchhusten	8. Kroup	9. Varizellen	10. Rothlauf	11. Wechselfieber	12. Parotitis	Summa der Krankheiten von 1—12
1867	53	180	106	123	31	36	354	28	52	60	7	19	1049
1868	59	178	509	159	40	—	38	26	54	68	1	35	1167
1869	24	626	63	128	28	3	69	25	41	62	6	30	1105
1870	73	222	82	122	32	22	115	68	19	72	5	49	881
1871	420	35	74	164	70	11	191	51	65	50	3	52	1186
1872	348	279	146	129	100	4	90	56	36	84	1	50	1323

Zur Gewinnung einer richtigen Durchschnittszahl über die Häufigkeit der Infectionskrankheiten bedarf es deshalb viel mehr, als bei den anderen Krankheiten, längerer Jahresreihen und ist darum auch, um diese für unser Gebiet mit möglichster Sicherheit zu eruiren, das Jahr 1876 — trotzdem in diesem es sich nicht um die ganze Praxis, sondern nur um die am Wohnort des kontribuirenden Arztes handelt und dadurch naturgemäss mehr leichte Fälle aufgezeichnet werden — mit zur Gewinnung der Zahlen herangezogen worden. Zum Vergleich sind benutzt einmal die Statistik des Medicinalbezirkes Meissen und die der norddeutschen Küste, sodann die von Mihla-Molschleben, Apolda und Schmalkalden, ferner bei den Verhältnisszahlen die von Schreiber für Eschwege angegebene und die der Krankenhäuser des deutschen Reichs.

Absolute Zahlen.

	Thüringen	Meissen	Nordseeküste	Mihla-Molschleben	Schmalkalden	Apolda
1. Keuchhusten	1473	821	37	71	276	200
2. Varizellen	?	251	2	26	70	87
3. Scharlach	2167	913	126	157	483	368
4. Masern	3497	1397	103	45	340	609
5. Diphtheritis	3091	317	—	45	88	148
6. Ruhr	661	79	7	31	11	80
7. Typhoid	2153	805	88	214	164	553
8. Wechselfieber	17*)	21	2599	—	5	28
9. Variola	57	1084	15	—	40	589
10. Rothlauf	854**)	391	166	54	250	161
11. Asiatische Cholera	***)	2	23	—	1	198
Summa von 1—12	13980	6081	3166	643	1729	3021

	Thüringen	Meissen	Nordseeküste	Mihla-Molschleben	Schmalkalden	Apolda	Eschwege	Krankenhäuser des Deutschen Reichs 1877
1. Keuchhusten	105	142	39	129	164	96	52	6
2. Varizellen	?	43	2	47	41	42	—	—
3. Scharlach	154	156	134	284	292	176	174	32
4. Masern	248	239	110	81	201	291	30	24
5. Diphtheritis	219	54	—	81	53	71	108	69
6. Ruhr	47	13	7	56	7	38	4	16
7. Typhoid	153	137	95	388	97	264	164	259
8. Wechselfieber	1	3	2768	—	3	13	—	123
9. Variola	4	185	16	—	24	281	55	6
10. Rothlauf	60	67	177	98	148	77	131	88
11. Asiat. Cholera	—	—	25	—	—	95	—	0,1
Summa von 1—11	992	1039	3373	1111	1026	1444	718	623

Die Flächendarstellung

Taf. V. — No. XXVIII

zeigt noch deutlicher als die Zahlenreihen, wie ganz ungemein viel grösser, als in allen andern Statistiken, und zwar nur bedingt durch das Wechselfieber — es macht mehr als den vierten Theil der Gesammtmorbidität aus — an der Nordseeküste das Verhältniss der Infektionskrankheiten zur Gesammtkrankenzahl ist; ebenso gross wie dort, ebenso klein ist deren Summe in der Krankenhausstatistik, und zwar dadurch, dass verhältnissmässig selten Masern, Scharlach und

*) Es ist die Annahme gemacht, dass die berichteten Fälle der Gesammtheit den überhaupt von den Kontribuenten beobachteten entsprechen, es findet sich ja Intermittens nicht auf dem Vordruck.

**) Es ist diese Zahl aus derjenigen des Jahres 1876 und derjenigen der Kollegen, die ständig über Erysipelas berichtet haben, interpolirt, also ihre absolute Zuverlässigkeit nicht über allem Zweifel erhaben.

***) von keinem der Mitarbeiter an der Statistik ist ein Cholerafall beobachtet worden, über ihr Vorkommen in Thüringen cf. Corr.-Bl. 1873 p. 207—208 u. p. 254—256, und 1874 p. 123—136.

Keuchhusten, niemals die Varizellen*) zur Aufnahme ins Krankenhaus führen, während doch ein überaus grosser Prozentsatz der Typhösen und Intermittenskranken dort Unterkunft findet. Sieht man ausserdem ab von Schreiber's Zahlen für Eschwege, von denen es sehr fraglich sein dürfte, ob sie nach unserer heutigen Terminologie noch zum Vergleiche tauglich sind, so stimmen die anderen Zahlenreihen so gut wie nur möglich mit einander überein, wenn man bedenkt, dass es sich ja hier um die Summe aus eilf Komponenten handelt, von denen zumal zwei: asiatische Cholera und Blattern, sehr wechselnd sind; diese beiden allein bedingen auch, dass die Verhältnisszahl von Apolda etwas abweichend ist.

In der folgenden Zahlenreihe ist für die einzelnen Statistiken angegeben, wie viel Prozent der an den einzelnen Infektionskrankheiten Leidenden starben, und in der Schlussreihe, wie viel von 10000 überhaupt Erkrankten durch Infektionskrankheiten starben.

	Thüringen	Meissen	Nordseeküste	Mihla-Molschleben	Schmalkalden	Apolda	Krankenhäuser des Deutschen Reichs 1877
1. Keuchhusten	2,59	5,35	18,98	4,2	7,6	10,5	6,8
2. Varizellen	0	0,79	0	0	0	0	fehlt
3. Scharlach	9,66	10,18	8,89	19,1	16	10,8	11,9
4. Masern	2,64	2,72	5,90	6,6	2,06	3,4	3,0
5. Diphtheritis	9,37	25,23	fehlt	20,0	23,8	5,4	19,2
6. Ruhr	9,38	11,39	0	9,6	0	10,0	14,5
7. Typhoid	9,75	14,53	12,50	16,35	18	9,4	12,8
8. Wechselfieber	0	14,28	0,38	fehlt	0	0	0,6
9. Variola	12,46	11,71	0	fehlt	15,00	6,6	5,7
10. Rothlauf	2,75	0,67	1,67	1,8	1,6	3,7	3,4
11. Asiatische Cholera	fehlt	100	52,18	fehlt	100	46	60,0
Von 10000 überhaupt Erkrankten starben durch die von 1—11 genannten Krankheiten	64	89	65	152	100	165	59

Die letzte Reihe ist durchaus nicht ein einfach verkleinertes Bild der in der vorigen Tabelle gegebenen Morbiditätszahlen; zwar stehen die Krankenhäuser des deutschen Reichs auch hier in letzter Linie, aber wie anders ist nicht die Stellung der Zahlen der Nordseeküste geworden? Bei der Morbidität ganz äusserordentlich hohe Zahlen und hier — abgesehen von der Krankenhausstatistik die zweitniedrigste Stelle, die Zahlen von Mihla-Molschleben und Apolda, die, was Morbiditätszahlen anbetrifft, ziemlich weit auseinanderliegen, sind einander sehr nahe gerückt.**)

*) interpolirt man deren Verhältnisszahl aus den anderen Statistiken in unsere thüringische, in der diese Rubrik leider in den Jahren 1874—1876 fehlt, so erreicht die Summe der Infektionskrankheiten eine Zahl, die zwischen den einander sehr nahestehenden Schmalkaldens und des Medizinalbezirkes Meissen in der Mitte steht.

**) Eine Zusammenstellung und Erklärung der von dem Allg. ärztl. Verein gesammelten und publizirten metereologischen Aufzeichnungen hat sich der Leiter des metereologischen Vereinsinstitutes, Herr Realschuldirektor Dr. Wiesing in Nordhausen, vorbehalten.

Inhalts-Uebersicht.

Seite

Einleitung 2

I. Allgemeine Morbidität 7

II. Säuglingsmorbidität 10

Krankheiten der Verdauungsorgane incl. Atrophie der Säuglinge . 14

Krankheiten der Respirationsorgane der Säuglinge 15

Krankheiten des Nervensystems und Gehirns incl. Krämpfe . . . 15

Restirende Säuglingskrankheiten 15

III. Maladies saisonières 17

Magenleiden 17

Leiden des Darmkanals 21

Kehlkopfskatarrh 23

Lungenkatarrh 25

Pleuritis und Pneumonie 32

Rheumatismus 37

IV. Chronische Constitutionskrankheiten 40

Organische Herzfehler 40

Chlorose 41

Menstruations- und Uterinleiden, Hysterie und Nervosität 43

Skrofulose und Rhachitis 44

Carcinom 45

Diabetes 47

Tuberculose 48

V. Infektionskrankeiten 49

Uebertragbare Thierkrankheiten 49

Variola 50

Varizellen 51

Masern 51

Scharlach 53

Influenza 56

Abdominaltyphus und Typhoid 57

Erysipelas 58

Diphtheritis 59

Dysenterie 61

Kindbettfieber 63

Syphilis 63

Häufigkeit der Infectionskrankheiten 64

Druck von R. Wagner in Weimar.

MIX

Papier | Fördert gute Waldnutzung

FSC® C083411

Kolibri 360 GmbH
Ferdinand-Jühlke-Straße 7
99095 Erfurt, Deutschland
produktsicherheit@kolibri360.de